汉竹主编●健康爱家系列

家常

养生粥：

▶视频版

薄灰 / 著

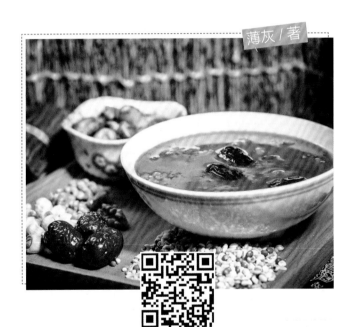

超值附赠
佐粥家常菜视频

U0333631

汉竹图书微博
http://weibo.com/hanzhutushu

江苏凤凰科学技术出版社
全国百佳图书出版单位
·南京·

图书在版编目（CIP）数据

家常养生粥：视频版 / 薄灰著 . -- 南京：江苏凤凰科学技术出版社，2020.10
（汉竹·健康爱家系列）
ISBN 978-7-5537-9153-1

Ⅰ.①家… Ⅱ.①薄… Ⅲ.①粥—食物养生—食谱 Ⅳ.① R247.1② TS972.137

中国版本图书馆 CIP 数据核字（2020）第 124856 号

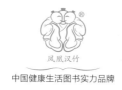

凤凰汉竹

中国健康生活图书实力品牌

家常养生粥：视频版

著　　　者	薄　灰
主　　　编	汉　竹
责 任 编 辑	刘玉锋
特 邀 编 辑	徐键萍　许冬雪
责 任 校 对	杜秋宁
责 任 监 制	刘文洋
出 版 发 行	江苏凤凰科学技术出版社
出版社地址	南京市湖南路 1 号 A 楼，邮编：210009
出版社网址	http://www.pspress.cn
印　　　刷	合肥精艺印刷有限公司
开　　　本	720mm×1 000 mm　1/16
印　　　张	9
字　　　数	180 000
版　　　次	2020 年 10 月第 1 版
印　　　次	2020 年 10 月第 1 次印刷
标 准 书 号	ISBN　978-7-5537-9153-1
定　　　价	29.80 元

图书如有印装质量问题，可向我社出版科调换。

自序

一直以来，我要的生活很简单。

有时，我们会因为多睡了几分钟而没有时间在家吃早餐，因此错过了家里那碗热气腾腾的粥；也可能会因为工作一天之后，没有精力再挑战厨房，因此错过了或许简单或许丰盛的那顿晚餐。我们辗转于各式餐厅，吃腻了大鱼大肉，开始念念不忘那一碗清粥和一碟小菜，那是家的味道。

一碗粥，是开启美好一天的钥匙，也是为美好一天的结束画上句号的画笔。

我若出门，只要回到家中看到屋里有暖暖的灯光，桌上有热气腾腾的清粥小菜，桌边有等待我一起喝粥的家人，便能满心欢喜。

我若在家，不管冬天夏天，总会在清晨或者傍晚，煲一锅粥，慢慢地煮，慢慢地等，看锅里微微冒泡，看窗外日出日落，闻着厨房里大米的香气，静静熬煮属于我家的粥。

好的生活很简单——有能温暖人的食物，有能温暖心的身边人。

好的粥其实也很简单，有新鲜的食材即可。即使只有一个红薯加一捧大米，也能煮出我记忆里美好的那碗粥。这碗粥或许来自电压力锅，或许来自电饭煲，更或许来自砂锅，但无论其"出处"，当大米与沸腾的热水融合的刹那，最纯粹的人间烟火滋味便开始释放。它细腻绵柔，入口爽滑，暖了胃也暖了心。

无论有多忙，也要给自己留一些时间，听着清晨小鸟的叫声，不慌不忙地醒来，不留恋温暖的被窝，因为有一碗粥在等我，还有清晨新鲜的空气和未知的人生旅程！

薄林

2020.8

目录/CONTENTS

01 熬出一碗好粥，只需三步

02 五谷杂粮粥

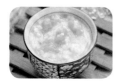
玉米红薯粥 /10

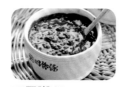
三黑粥 /11

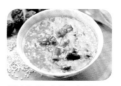
黑糖黄米红枣粥 /12

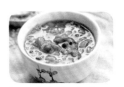
红豆高粱糯米粥 /13

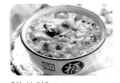
腊八粥 /14

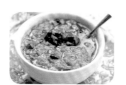
四红粥 /15

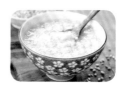
炒米粥 /16

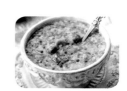
紫薯西米粥 /17

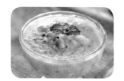
牛奶薏仁粥 /18

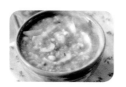
绿豆百合粥 /19

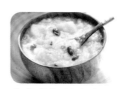
山药薏仁芡实粥 /20

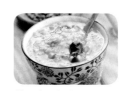
花豆糯米粥 /21

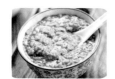
黑芝麻粉粥 /22

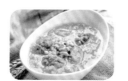
松仁核桃麦仁粥 /23

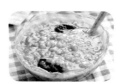
什锦小米甜粥 /24

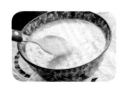
豆浆小米粥 /25

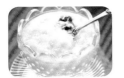
小米红枣燕窝粥/26

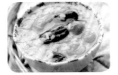
红枣桂圆阴米粥/27

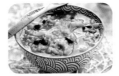
黑豆桂圆粥/28

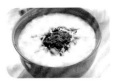
牛奶红糖粥/29

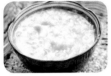
腰果糙米粥/30

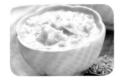
芋头燕麦粥/31

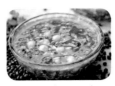
红豆酒酿圆子粥/32

03 清新蔬菜粥

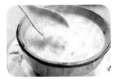
毛豆燕麦粥/34

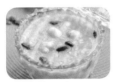
荷叶莲子粥/35

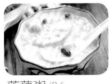
莲藕粥/36

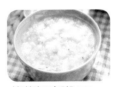
芹菜虾皮粥/37

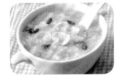
南瓜百合粥/38

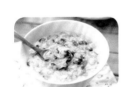
菌菇蔬菜粥/40

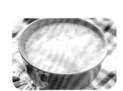
冬瓜粥/42

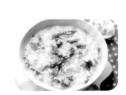
海带粥/43

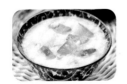
冬瓜火腿粥/44

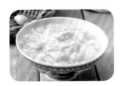
白果腐竹荞麦粥/45

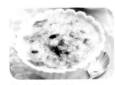
菜心海米粥/46

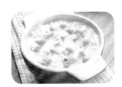
胡萝卜肉末粥/47

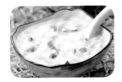
蔬菜玉米火腿粥/48

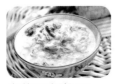
生菜玉米粥/49

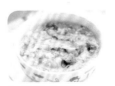
奶酪蘑菇粥/50

04 滋补肉蛋粥

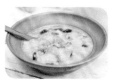
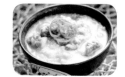
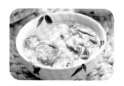
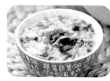
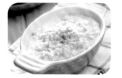
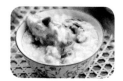
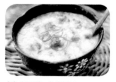
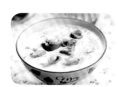
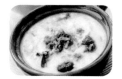
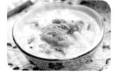
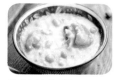
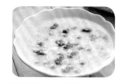
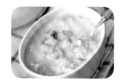
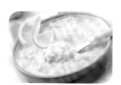
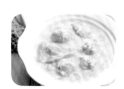
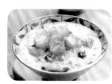
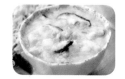
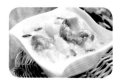
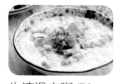
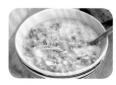
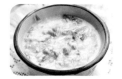
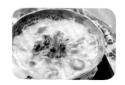
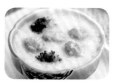
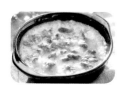

05 至味海鲜粥

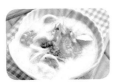
蛤蜊粥 /80

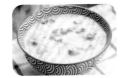
鲍鱼粥 /81

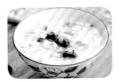
三鲜海参粥 /82

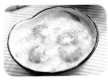
虾仁玉米粥 /83

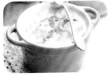
草菇鱼片粥 /84

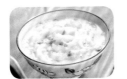
鸡汁银鱼萝卜粥 /86

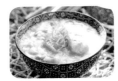
干贝瘦肉粥 /87

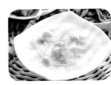
丝瓜虾球粥 /88

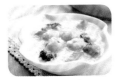
西蓝花鱼丸粥 /90

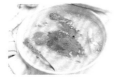
海鲜粥 /92

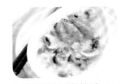
田园鲜虾蔬菜粥 /94

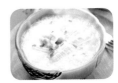
生滚鱿鱼粥 /96

06 清润花果粥

百合雪梨粥 /98

无花果米粥 /99

菊花绿豆粥 /100

冰糖山楂粥 /101

水果甜粥 /102

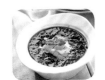
椰香芒果紫米粥 /103

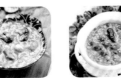
山楂红枣粥 /104

玫瑰红豆粥 /106

水果燕麦粥 /107

香蕉粥 /108

07 喝粥妙搭

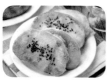
蛋煎馒头片 /110

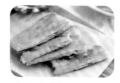
鸡蛋灌饼 /111

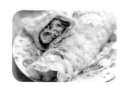
煎饼果子 /112

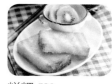
糍粑 /113

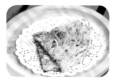
土豆丝饼 /114

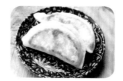
韭菜盒子 /116

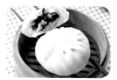
香菇青菜包 /118

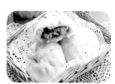
香菇酱肉包 120

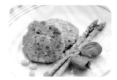
香菇豆腐饼 /121

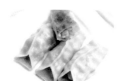
鲜肉白菜锅贴 /122

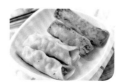
韭菜锅贴 /124

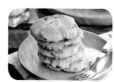
香煎豆渣饼 /125

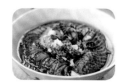
蓑衣黄瓜 /126

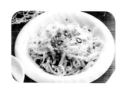
凉拌莴笋丝 /127

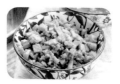
杏鲍菇肉酱 /128

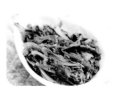
豆豉鲮鱼莜麦菜 /129

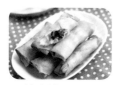
三丝春卷 /130

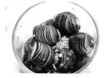
酸甜樱桃萝卜 /132

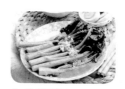
白灼芥蓝 /134

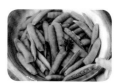
盐水豌豆 /135

熬出一碗好粥，
只需三步

第一步，挑好食材

五谷杂粮类

五谷杂粮是一碗好粥的基础，不同的谷物搭配熬煮，口感和营养都很不同，大家在煮粥时可以根据自己的喜好搭配食材。

糙米

与普通的精致白米相比，糙米中维生素、矿物质与膳食纤维等营养元素含量更高，而且糙米中米糠和胚芽部分所含的B族维生素和维生素E，能提高人体免疫力，促进血液循环，帮助人们缓解沮丧烦躁的情绪，使人充满活力。

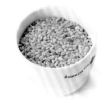

小黄米

小黄米有着"罕见佳肴、上乘珍品"的美誉。它含有碳水化合物、蛋白质、多种维生素及钙、磷、铁等人体所必需的营养物质。小黄米主养肾气，具有补虚损、益肠胃等功效。

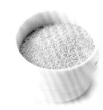

大黄米

大黄米含有丰富的维生素E、膳食纤维、铁和磷等营养元素，具有益气补中、和胃安神之功效。

糯米

糯米为温补食材，对脾胃虚弱者有很好的补益作用，还有止虚汗的功效，对食欲不佳、腹胀腹泻有一定的缓解作用。它适宜被煮成稀薄粥，这样不仅营养丰富，滋补效果好，且易消化吸收，可补养胃气。

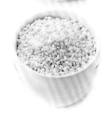

黑米

黑米具有开胃益中、健脾暖肝、明目活血之功效。对于少年白发、妇女产后虚弱以及贫血、肾虚均有很好的补养作用。优质的黑米粒大而饱满、黏性强、富有光泽，很少有碎米和爆腰（米粒上有裂纹），不含杂质和虫蛀，且质量好的黑米在品尝时有甜味，没有异味。需要注意的是黑米外部有一层坚硬的种皮，熬粥前需提前浸泡。

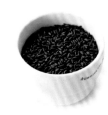

燕麦

在我们日常食用的粮食中，燕麦的营养价值可谓是名列前茅，它具有养颜护肤、润肠通便等功效。市售的燕麦产品种类较多，如燕麦粒、燕麦片、麦片，用来熬粥时，建议选择原汁原味的燕麦粒。购买时，尽量选择颗粒饱满、色泽鲜亮、干净、无重土味的。

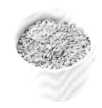

薏仁

《本草纲目》中记载，薏仁有"健脾益胃，补肺清热，祛风除湿"之功效。其所富含的蛋白质，有助于消除斑点，使肌肤白皙。若长期食用，还可滋润肌肤。挑选薏仁时，尽量选择质硬有光泽、颗粒饱满、呈白色或黄白色、坚实的，质量较佳。薏仁需要保存在低温、干燥、密封、避光的环境中。

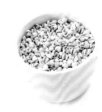

绿豆

绿豆清热祛火，适合夏季食用，但肠胃不适的时候应避免食用。优质的绿豆，颗粒饱满，大小均匀，不含杂质，味道清香。

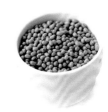

红豆

红豆富含碳水化合物、蛋白质等营养元素。它具有良好的润肠通便、除湿、降血压、降血脂、调节血糖、预防结石的作用。

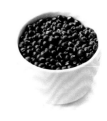

黑豆

黑豆具有抑制人体吸收胆固醇、降低血液中胆固醇含量的功效。优质黑豆颗粒饱满不干瘪，亮黑有光泽。一定要注意区分真假黑豆，真黑豆中间的小白点是白色的，且豆衣很薄，用力在白纸上擦，不会掉色。

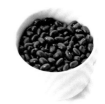

蔬菜水果类

蔬菜水果入粥，能补充维生素和膳食纤维，而且口感好、色泽丰富，不论从视觉还是味觉上都能让粥品更上一个台阶。熬粥时通常最后加入水果，稍加烫煮即可。

南瓜

南瓜味甘、性温，有润肺益气、化痰排脓、美容抗痘、利尿的功效。

菠菜

菠菜中含有较多的叶酸、维生素C，有养血、润燥、利肠胃、助消化的功效。

莲藕

莲藕性平，煮熟后转微温，具有辅助消食止泻、开胃清热、凉血止血的功效。

山楂

山楂性凉，味酸，有健胃、消积化滞、舒气散瘀、理气化痰之功效。

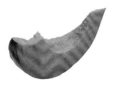

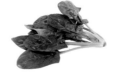

红枣

红枣味甘、性平，营养丰富，是天然的美容食品。优质的红枣皮色紫红，颗粒大而均匀，果形短壮圆整，皱纹少、痕迹浅，皮薄核小，肉质厚而细实。

梨

梨味甘、性寒，有润肺止咳、养胃生津的功效，可用于辅助缓解阴虚所致的干咳、口渴、便秘等症，也可用于缓解内热所致的烦渴、咳喘、痰黄等症。

无花果

无花果味甘、性平，能补脾益胃、润肺利咽、润肠通便，具有辅助消炎、消肿、降压、催乳和提高人体免疫力的功效，有很好的补益效果。

香蕉

香蕉味甘、性寒，具有清热润肠、润肺止咳、熟透的香蕉有促进肠胃蠕动、助消化的功效，而且香蕉营养丰富，常吃有益于大脑，还能缓解疲劳。

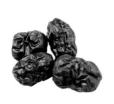

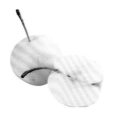

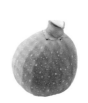

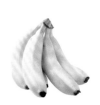

肉禽鱼鲜类

这些食材用于熬粥时，要提前处理好，去除腥味，可以搭配一些自己喜欢的蔬菜，但不宜过多。

猪肉

猪肉富含蛋白质、铁和脂肪，是很重要的营养及热量来源。猪肉和猪内脏可以熬煮不同粥品。

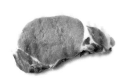

牛肉

牛肉不仅富含多种氨基酸，而且脂肪和热量低于猪肉，对孩子的成长发育有益，也是健身人士的好选择。

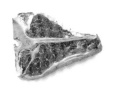

鸡肉

鸡肉脂肪含量低、蛋白质含量高，肉质细嫩易消化，有助于增强体质，是很好的养生食材。

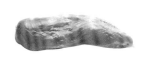

鸭肉

鸭肉性凉，是夏季进补的首选，所含B族维生素和维生素E较其他肉类多，具有滋补、养胃、补肾，辅助消水肿、止咳化痰等功效，是比较温和的滋补肉类。

鱼

鱼肉肉质鲜嫩，营养丰富，深受小朋友的喜爱，在用鱼肉熬粥时，要注意处理好鱼刺。鱼肉中富含维生素A、铁、钙，常吃鱼还有养肝补血、润肤养发的功效。

虾

虾富含蛋白质和多种矿物质，肉质细腻鲜美，在熬粥后期加入，略煮即可。挑选虾时，要尽量选择体形弯曲、颜色鲜亮、肉壳紧连、没有异味的。

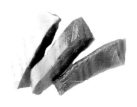

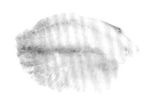

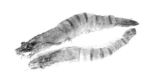

第二步，选对锅

完美之选：
传统砂锅

　　传统的砂锅是由石英、长石和黏土等配料经过高温烧制而成的。它传热均匀、散热慢、通气性强，因此成为我熬粥首选的锅具。同时，砂锅能均衡持久地把外界热能传递给锅内原料，锅内的水和食材相互渗透。这种相互渗透的时间维持得越长，食材的鲜香成分溢出得就越多，熬出的粥的味道也就越鲜醇，质地越软烂。

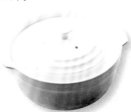

速度之选：
电压力锅

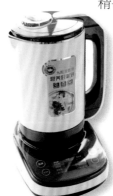

　　砂锅熬粥优点多，但是需要时间的保证，如果着急上班，且时间不允许，就可选择比较省时省气的电压力锅。其实电压力锅是传统高压锅和电饭煲的升级换代产品，它快速、安全、节能，能满足我们多方面熬粥的需求，比如控制粥的软烂程度，开启预约功能、保温功能等，非常符合现代人的生活习惯，受到很多人的喜爱。

省事之选：
电饭煲

　　电饭煲又称电锅、电饭锅，具有使用方便、清洁卫生、功能多样等特点。现在，大多数电饭煲都具有定时预约功能，适合早餐想喝粥的年轻上班族使用。 需要注意的是，将米和水按照一定比例放入锅内，沸腾时需要将盖子打开并不时搅拌几下。

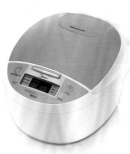

省心之选：
电煮壶

　　市面上有款专门用来煮粥煲汤的电煮壶，使用起来很方便，能自动精准控温，防止溢出，所以不需要守在一旁看管，并且也很快捷，非常适合一般家庭使用。

第三步，记住煮粥的要诀

掌握好米和水的比例

熬煮一份美味可口的粥，很重要的一点是米和水的比例，同时也取决于你喜欢喝稠一点的粥还是稀一点的粥。有人喜欢软烂些的，有人喜欢带颗粒感的，所以没有统一标准。

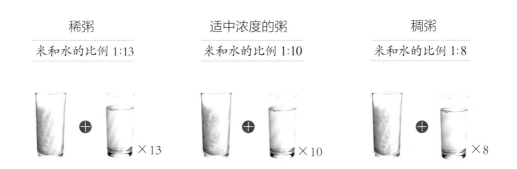

稀粥	适中浓度的粥	稠粥
米和水的比例 1:13	米和水的比例 1:10	米和水的比例 1:8

婴幼儿的多倍粥

婴幼儿食用的粥和成人的有较大区别，在不同年龄段会加入不同量的水来煮粥，通常有十倍粥、七倍粥、五倍粥等，即煮粥时加入的水量是米量的10倍、7倍和5倍等。

（注：①水的单位换算为1克=1毫升。②对于高汤，因其浓度不同，重量和体积也是不同的，应根据实际情况来添加。）

新米熬粥更香滑

新鲜大米光滑圆润，富有胶质光泽，米粒背沟留皮很少。新米熬煮出来的粥，更加软糯香浓。

凉水淘米清水泡

淘米是熬一锅好粥的重要环节。最好用凉水淘米，水量不可过多，淘洗次数不能多，洗1或2次让杂质析出即可，淘洗过多易使米里的营养素流失。此外，经过清水浸泡后的米能充分吸收水分，煮出来的粥更黏稠，还能缩短熬煮时间。

煮粥先要腌好米

大米洗净浸泡后沥干，加少许植物油和盐拌匀腌30分钟，这样米粒下锅后能快速"开花"，因为米沾上油后，容易聚集热能，熬粥更快捷，粥的口感也更香滑。

开水下米不煳底

煮粥时要用开水，这样不仅可以避免粘锅煳锅底的现象，还可以节省时间，使米入锅时就出现米花。不过要注意火候，大火烧开后要转小火，慢慢熬煮，香味自出。

砂锅熬粥控火候

通常大火煮沸后转小火慢熬至粥熟，这样能够煮出食材中的营养成分，使之更容易被人体吸收，口感也更好。粥烧开前，火越大越好，这样米容易"开花"，煮沸后，火候减小，控制在小火与大火之间，即保持沸腾但是米汤不溢出的状态。

高汤煮粥最鲜美

高汤是粥很好的调味料，不仅能使粥的口感更鲜美，还能使其营养更丰富。对于不爱喝粥的人，高汤煮的粥或许能让他胃口大开。

中途加水味道差

煮粥时最好一次性加足水，掌握好水和米的比例，尽量不要中途加水，否则粥会澥，影响粥的黏稠度和浓郁味。如果煮得太稠了，实在需要加水，一定要添加热水。

点油增香不溢锅

用砂锅煮粥容易出现溢锅，如果不想长时间站在锅旁，不妨在改小火后约15分钟时在锅里倒入少许植物油，这样就不用担心气泡溢出锅来了，而且点油后的粥又多了些香滑的口感。

因人而异控时间

熬粥时间要掌握好。长时间熬煮后的粥，易于消化吸收，但也易导致血糖快速升高。不过，对于儿童以及消化吸收能力差的人，熬粥的时间长一点更好。

搅拌环节不能省

搅拌环节是为了让粥更黏稠。大火烧开后搅拌几下，转小火熬15分钟点油后，按顺时针方向搅拌至黏稠状。

加米加菜分开煮

如果想往粥里加点菜、肉、海鲜等食材，那么要注意把白粥和菜料分开处理，不能一股脑地全部扔进砂锅，且注意菜料入粥的顺序。这样做一是为了保证米、菜不串味；二是为了保证粥品清爽美观；三是为了米料、菜料各自煮到适合的火候，尤其是要保证肉类、海鲜类食材的软嫩。

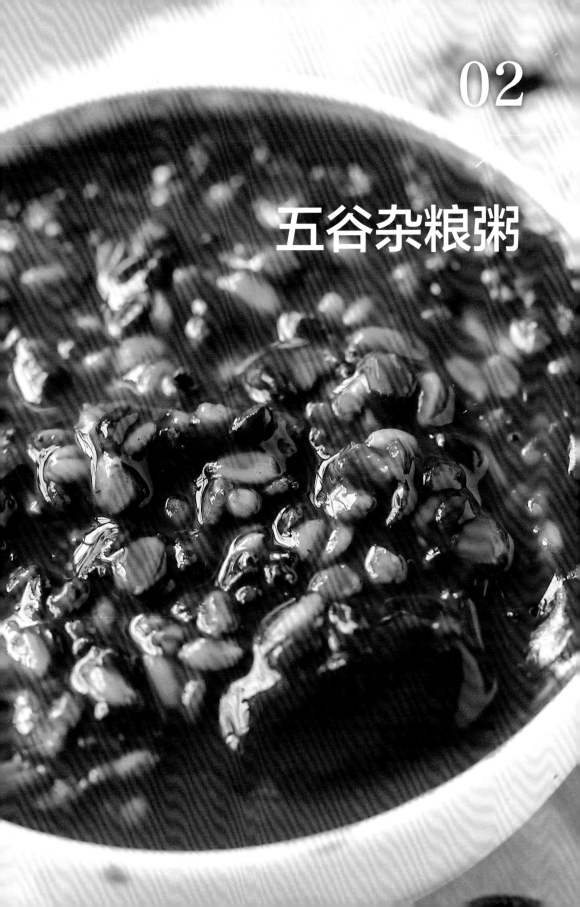

02

五谷杂粮粥

玉米红薯粥

砂锅　　🕐 1~1.5 小时　　🥄 3 人份

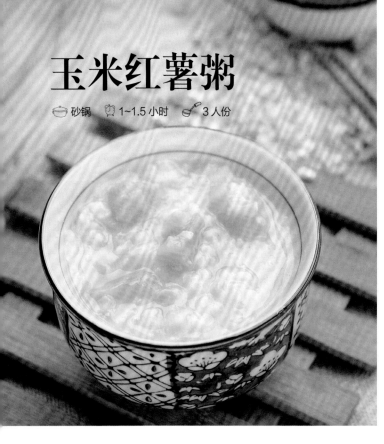

特色

冬天一到，就想吃碗"热乎饭"，简单的生活向来很惬意，一碗玉米红薯粥就能呵护你的胃。

粥料

大米	100克
糯玉米糙	70克
红薯	200克

辅料

清水	1300毫升

米水比例
1 : 8

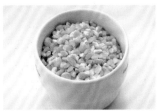

❶ 浸泡糯玉米糙

将糯玉米糙洗净，提前浸泡一夜备用。

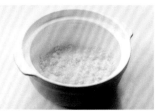

❷ 淘洗大米

大米淘洗干净后，浸泡30分钟，沥干水分备用。

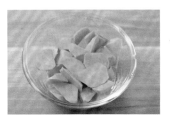

❸ 处理红薯

将红薯清洗干净，去除外皮，切块备用。

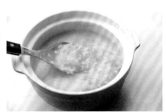

❹ 熬粥

锅里倒入清水煮沸，放入粥料，大火煮沸后转小火煮1~1.5小时即可。

养生 tips

红薯富含淀粉、维生素及多种矿物质，有"长寿食品"之美誉，具有保护心脏、增强免疫力等功效。

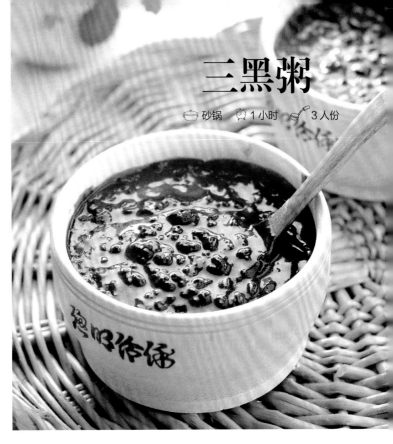

三黑粥

🍲 砂锅　⏱ 1小时　🥄 3人份

特色

一袭黑纱遮面,令人不由猜想面纱下将有怎样的惊艳之美。初次与三黑粥相会,就是心怀这样一种期待,一口送进嘴里,便如面纱滑落那一刻,自此倾心。

粥料

黑米	100克
黑豆	40克
黑芝麻	40克

辅料

清水	1300毫升
红糖	适量

米水比例

1 : 13

养生 tips

黑米具有滋阴补肾、健脾暖胃、明目活血的功效,与黑豆、黑芝麻一起熬粥,暖胃又暖心。

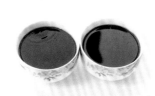

❶ 浸泡黑豆和黑米

黑豆、黑米洗净后提前浸泡一夜备用,泡黑豆、黑米的水不要倒掉。

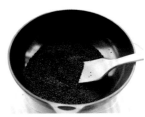

❷ 炒黑芝麻

黑芝麻放入锅里,不加油,小火炒香,放凉后用搅拌机搅打成黑芝麻粉。

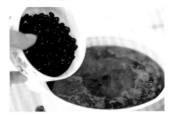

❸ 熬粥

锅里加入清水和适量泡黑豆、黑米的水,煮沸后加入黑豆、黑米。

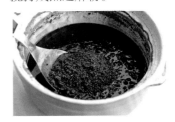

❹ 调味

粥煮至软烂黏稠,出锅前加入黑芝麻粉和红糖,拌至均匀即可。

黑糖黄米红枣粥

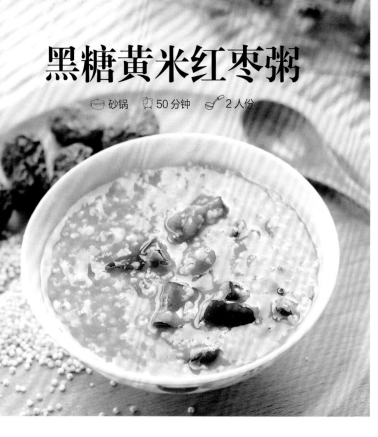

🍲 砂锅　⏱ 50分钟　🥄 2人份

特色

春天是容易让人感到困乏的季节，来上一碗热气腾腾的黑糖黄米红枣粥，闻到香气的瞬间，瞌睡虫都飞走了，让你一整天都活力满满！

粥料

大黄米	100克
红枣	8颗

辅料

清水	1000毫升
黑糖	5克

米水比例

1：10

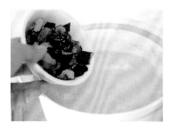

❶ 熬粥

锅里倒入足量清水煮沸，倒入洗净的大黄米，大火持续滚煮10分钟。

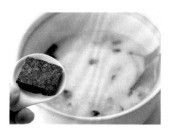

❷ 加红枣

红枣洗净，切碎、去核，加入砂锅中，转小火煮40分钟至粥黏稠。

❸ 调味

加入黑糖（黑糖用以佐味，如果家人喜欢吃甜也可多加点），拌至均匀即可。

养生 tips

女生在经期食用这款粥可温暖身体，增加能量，活络气血，加快血液循环，轻松度过经期。

12

当你在凛冽的寒风中被冻得瑟瑟发抖,是不是格外想念妈妈做的高粱粥?每次一打开锅,香气就会充满整个屋子,闻着就有一种暖洋洋的感觉。

红豆高粱糯米粥

🍲 砂锅　⏰ 1.5 小时　🥄 2 人份

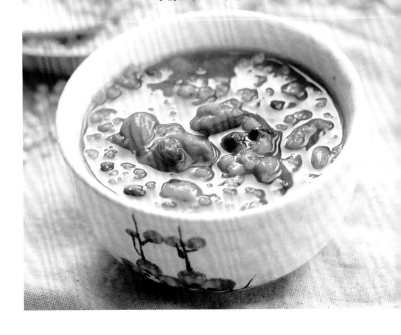

粥料

糯米	40克
高粱	30克
红豆	30克
花生	40克

辅料

清水	1100毫升
冰糖	适量

米水比例

1 : 16

养生 tips

此粥具有健脾益胃、生津止渴的功效,营养丰富,脾胃功能虚弱的人平时可以多食用。

❶ 处理粥料

将红豆、高粱、糯米洗净后提前浸泡一夜;花生洗净。

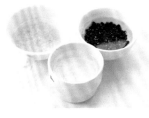

❷ 熬粥

锅里加足量清水烧开,倒入浸泡好的红豆、高粱、糯米、洗净的花生。

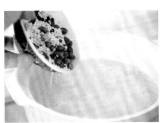

❸ 调味

大火煮沸后转小火熬煮1.5小时至粥软烂黏稠,根据个人口味加入冰糖调味即可。

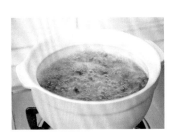

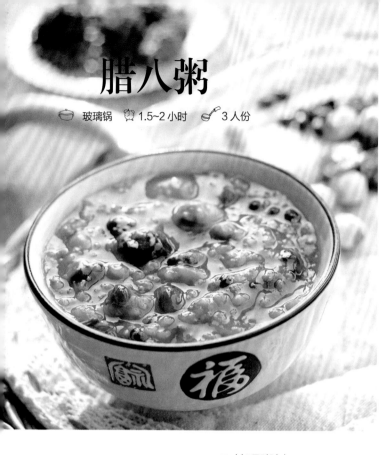

腊八粥

🍲 玻璃锅　⏱ 1.5~2小时　🥄 3人份

特色

腊月初八当天，向来有吃"腊八粥"的风俗，因为各地物产不同，腊八粥也就各有风味。腊八粥充满五谷杂粮交错的美味，冬天来一碗，能够为肠胃保暖。

粥料	
大米	70克
糯米	30克
桂圆	20克
莲子	20克
花生	50克
红豆	40克
红枣	6颗

辅料	
清水	1300毫升
植物油	少许
盐	少许
冰糖	适量

米水比例
1：13

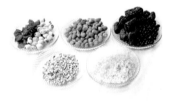

❶ 处理粥料

糯米、红豆浸泡一夜；莲子浸泡2小时以上，摘除莲心；大米淘洗干净，浸泡30分钟，捞出沥干水分，加少许植物油、盐腌30分钟；花生洗净；红枣、桂圆洗净，去核。

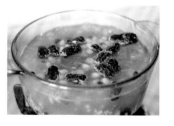

❷ 熬粥

锅里倒入足量清水煮沸，把全部粥料倒入锅中，大火煮沸后再转小火煮1.5~2小时，其间不时搅拌以防粘锅。

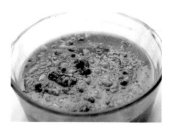

❸ 调味

煮到粥软烂黏稠后加入冰糖，冰糖溶化即可关火。

养生
tips

内涵丰富的腊八粥，含有多种谷物和干果，可补充多种维生素和丰富的膳食纤维，还可改善便秘。

四红粥

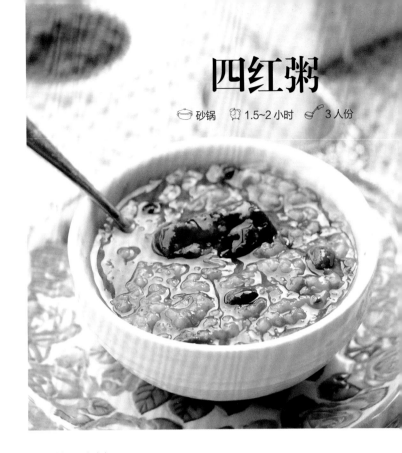

🥘 砂锅　⏲ 1.5~2小时　🥄 3人份

特色

大多数红色食材都特别养人，红枣、红米、红豆、红糖算得上补气血的黄金组合，常常熬来吃，可养颜润肤，爱美之人怎能轻易错过？

粥料

大米	70克
红米	40克
红枣	8颗
红豆	40克

辅料

清水	1300毫升
红糖	适量

米水比例

1 : 12

养生 tips

红豆含有多种微量元素和维生素，有一定的补血和促进血液循环的功效，经期时间长、血量大的女性可以多吃。

❶ 处理粥料

大米淘洗干净，浸泡30分钟，捞出沥干水分备用；红豆、红米洗净，提前浸泡一夜备用；红枣洗净。

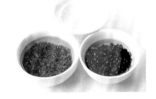

❷ 熬粥

锅里加足量清水煮沸，放入红米、红豆、大米、红枣，大火煮沸后转小火煮1.5~2小时，其间不时搅拌。

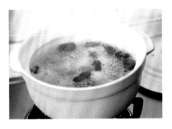

❸ 调味

煮至粥软烂黏稠时，根据个人口味加入适量红糖，煮至溶化，搅拌均匀即可。

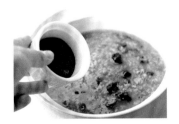

炒米粥

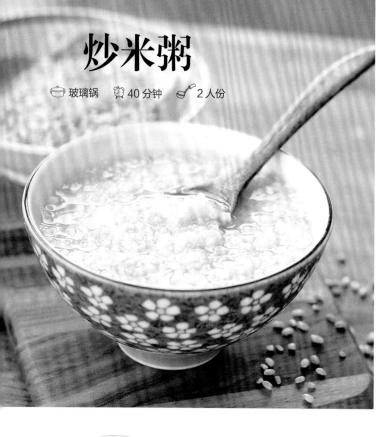

🍲 玻璃锅　⏲ 40分钟　🥄 2人份

特色

简单的材料却能煮得入味绵软，热乎乎的一碗粥下肚，填满胃的深处，是早晨满足的开始。

粥料

大米	100克

辅料

清水	1000毫升

米水比例
1 : 10

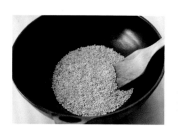

❶ 淘洗大米

大米淘洗干净，浸泡30分钟，捞出沥干水分备用。

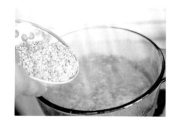

❷ 炒米

炒锅里不加油，放入大米，用中小火不停翻炒，炒至米粒表面泛金黄色且不透明，取出晾凉备用。

❸ 熬粥

锅内倒入清水煮沸，倒入炒好的大米，大火煮开后转小火煮至粥黏稠。

> 养生 tips
>
> 炒制过的大米，米粒含有的淀粉被破坏分解，不仅营养更容易被吸收，而且更好消化，还可以将肠道里的多余废物和脂肪排出，因此炒米粥还具有辅助"清肠"的功效。

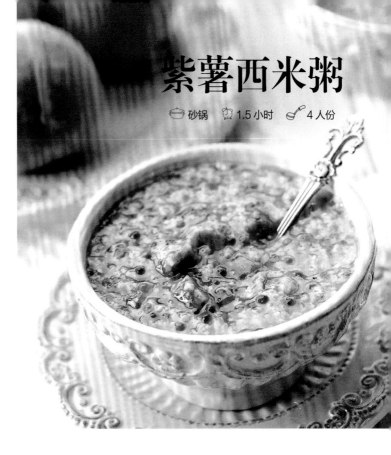

紫薯西米粥

🍲 砂锅　⏲ 1.5小时　🥄 4人份

细腻弹滑的西米很受人喜爱。每逢胃口差的时候，我总会给自己来一碗紫薯西米粥，把肠胃唤醒。

粥料

大米	100克
西米	50克
紫薯	200克

辅料

清水	1600毫升

米水比例

1：11

养生 tips

西米可以健脾、补肺、化痰，适宜脾胃虚弱或消化不良的人。

❶ 处理粥料

紫薯去皮，切成小块；大米淘洗干净，提前浸泡30分钟，沥干水分备用；取出西米备用。

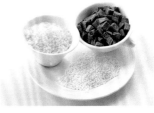

❷ 熬粥

锅内倒入清水烧开，倒入大米，大火煮沸后转小火熬煮1小时。

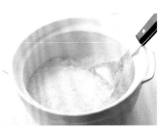

❸ 加紫薯块和西米

加入紫薯块和西米，煮30分钟左右至紫薯软烂，西米呈透明色且中间没有白点即可。

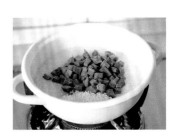

17

牛奶薏仁粥

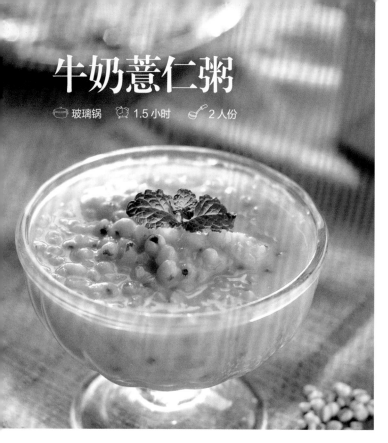

🍲 玻璃锅　⏲ 1.5 小时　🥄 2 人份

特色

常喝牛奶，常吃薏仁，都会让人越来越漂亮，肌肤越来越光滑洁白，当它们相遇入粥，暖人胃，让人美。

粥料	
大米	30克
薏仁	70克
牛奶	400毫升

辅料	
清水	500毫升
冰糖	适量
蜂蜜	适量

米水比例

1 : 9

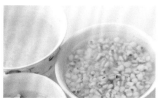

❶ 浸泡薏仁和大米

大米淘洗干净，浸泡30分钟，捞出沥干水分备用；薏仁洗净，提前浸泡一夜。

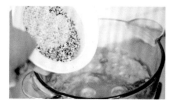

❷ 熬粥

锅里加入足量清水，放入薏仁和大米，大火煮沸后转小火煮1.5小时。

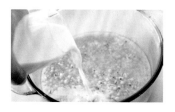

❸ 加牛奶

薏仁软烂黏稠后倒入牛奶，大火煮至微微沸腾的状态。

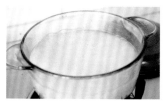

❹ 调味

根据个人口味添加适量冰糖和蜂蜜调味即可。

养生 tips

薏仁能温中健胃，与牛奶一起熬粥，具有利水消肿、美容美白的效果。

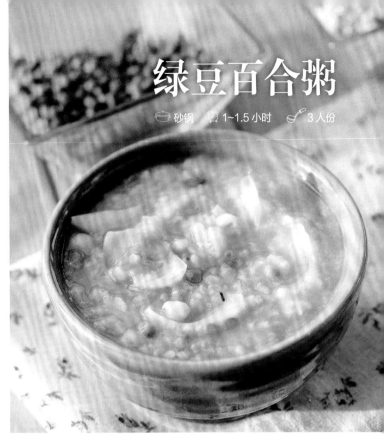

绿豆百合粥

🍲 砂锅　⏲ 1~1.5 小时　🥄 3 人份

特色

炎炎夏日，哪家不是隔三岔五熬一锅绿豆粥？加些百合、薏仁进去，算得上是讲究的做法，如果再加点冰糖冰镇一下食用，那叫一个痛快。

粥料

大米	70 克
薏仁	40 克
绿豆	70 克
百合	40 克

辅料

清水	1300 毫升

米水比例

1 : 12

养生 tips

《本草纲目》中曾有"绿豆煮食，可消肿下气、清热解毒、消暑止渴"之说，是夏季清火降暑的适宜食材。

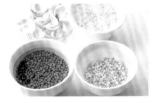

❶ 处理粥料

大米淘洗干净，浸泡30分钟，捞出沥干水分备用；绿豆洗净，提前浸泡3小时；薏仁洗净，提前浸泡一夜；百合剥成片，洗净备用。

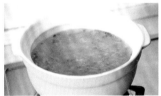

❷ 熬粥

将绿豆、大米、薏仁放入锅中，加足量清水，大火煮沸后转小火熬煮1~1.5小时。

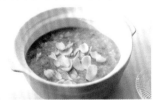

❸ 加百合

煮至粥软烂黏稠状，加入百合片。

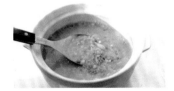

❹ 调味

继续熬煮10分钟，其间不时搅拌以防粘锅底。

山药薏仁芡实粥

🍲 玻璃锅　　⏱ 1.5 小时　　🥄 4 人份

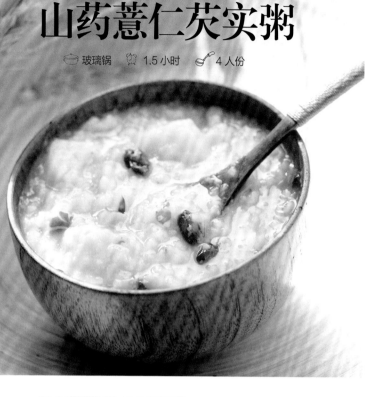

特色

乍寒的秋日里，来一碗山药薏仁芡实粥，既营养美味，又温暖舒心，山药的绵、薏仁的香都融化在嘴里，甜进了心里。

粥料

大米	100克
薏仁	50克
芡实	30克
山药	200克

辅料

清水	1400毫升
枸杞子	15克

米水比例

1 : 10

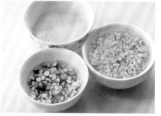

❶ 浸泡薏仁、芡实和大米

薏仁和芡实洗净后提前浸泡一夜；大米淘洗干净，提前浸泡30分钟，沥干水分备用。

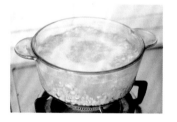

❷ 熬粥

锅里加足量清水烧开，放入芡实、薏仁和大米，大火煮沸后转小火煮1小时，其间不时搅动防止粘锅。

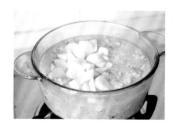

❸ 加山药块

山药去皮切块，待煮至粥软烂黏稠时，加入山药块煮20分钟，出锅前5分钟放入洗净的枸杞子即可。

养生 tips

山药、薏仁、芡实都有健脾益胃的功效，一起熬粥还可补气血。

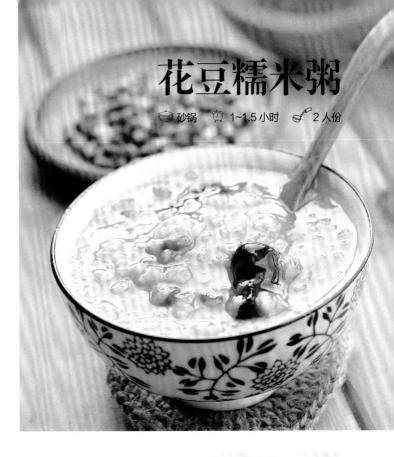

🍲 砂锅　⏱ 1~1.5 小时　🥄 2人份

特色

花豆粥，我妈妈格外喜爱。小时候总想不通：妈妈怎么会这么喜欢吃花豆煮的粥呢？现在吃到这个粥，多少明白了一些，花豆营养丰富，煮出来的粥有清新的豆香。

粥料

糯米	70克
花豆	30克
红枣	6颗

辅料

清水	1300毫升
冰糖	适量

米水比例

1 : 19

养生 tips

花豆含有丰富的膳食纤维、维生素和矿物质，是一种高淀粉、高蛋白质的食品，具有健脾和胃、增强食欲、预防便秘的作用。

❶ 处理粥料

花豆、糯米洗净后提前浸泡一夜；红枣洗净。

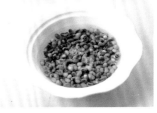

❷ 熬粥

锅里加足量清水烧开，倒入红枣、糯米和花豆，大火煮沸后转小火煮1~1.5小时，其间不时搅动。

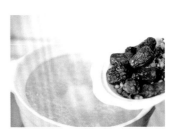

❸ 调味

出锅前根据个人口味添加适量冰糖调味即可。

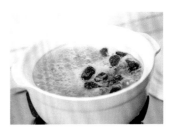

黑芝麻粉粥

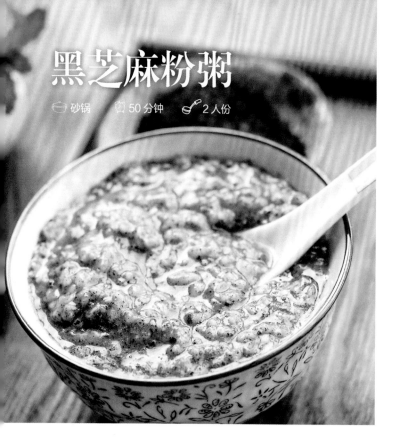

🍲 砂锅　⏱ 50分钟　🥄 2人份

特色

人们对黑色食物向来偏爱，黑芝麻又是其中的佼佼者，广受青睐，入粥后食用，香气悠长。

粥料

大米	100克
黑芝麻	40克

辅料

清水	1400毫升
冰糖	适量
盐	适量
植物油	适量

米水比例

1 : 14

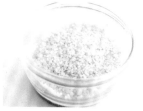

❶ 淘洗大米

大米淘洗干净，浸泡30分钟，捞出沥干水分，加植物油和盐腌30分钟。

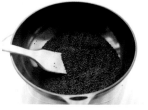

❷ 炒黑芝麻

平底锅中不加油，开小火，将黑芝麻放入锅中，炒香后将其盛出备用。

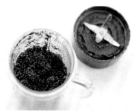

❸ 做黑芝麻粉

炒好的黑芝麻晾凉后放入料理机中，搅打成黑芝麻粉。

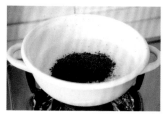

❹ 熬粥

锅里加清水烧开，放大米，大火煮沸后转小火煮至黏稠，加黑芝麻粉和冰糖即可。

养生 tips

黑芝麻含有丰富的脂肪和蛋白质，还有糖类、维生素E、卵磷脂、钙、铁等营养成分，能健脑益智、调理肠胃。

松仁核桃麦仁粥

🍲 砂锅　⏲ 1.5~2 小时　🥄 3 人份

粥料

糯米	100克
松仁	50克
麦仁	50克
核桃仁	40克

辅料

清水	1200毫升
冰糖	适量

米水比例

1：12

养生 tips

肠胃不好的人不能吃太多核桃，尤其是胃溃疡患者最好不要吃，否则可能会加重病情。

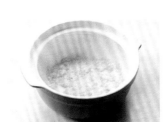

❶ 浸泡糯米和麦仁

将麦仁洗净，提前浸泡 2 小时以上；糯米洗净，提前浸泡30分钟以上。

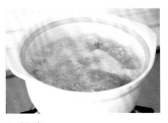

❷ 熬粥

锅里倒入足量清水煮沸，放入糯米、麦仁、核桃仁，大火煮沸后转小火煮1.5小时。

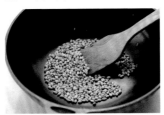

❸ 炒松仁

平底锅里不加油，小火将松仁炒香，炒至其表面微泛金黄色，放凉备用。

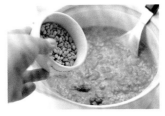

❹ 调味

煮好的粥加冰糖调味，吃时再加入适量炒好的松仁即可。

什锦小米甜粥

🍲 砂锅　⏱ 1.5 小时　🥄 3 人份

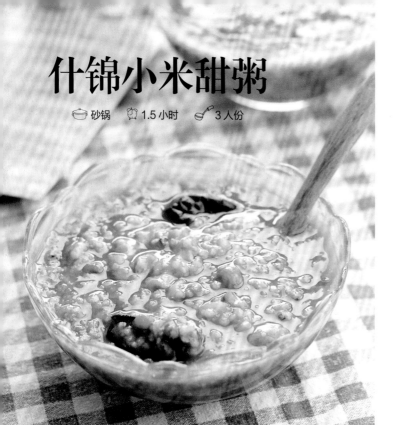

粥料

大米	30 克
小米	30 克
绿豆	30 克
红衣花生	20 克
核桃仁	15 克
红枣	3 颗
葡萄干	15 克

辅料

清水	1300 毫升
红糖	适量

米水比例

1 : 22

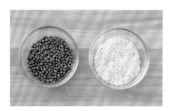

❶ 处理粥料

大米、小米淘洗干净，浸泡30分钟，捞出沥干水分备用；绿豆洗净，提前浸泡2小时；红枣洗净。

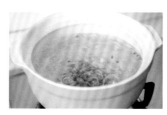

❷ 煮绿豆

锅里倒入足量清水烧开，倒入绿豆，大火煮20分钟。

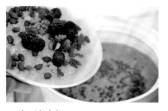

❸ 加粥料

倒入小米、大米、红枣、核桃仁、葡萄干、红衣花生，转中小火煮约1小时。

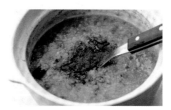

❹ 调味

煮至粥软烂黏稠，根据个人口味加入适量红糖调味即可。

养生 tips

小米有安神的作用，作为晚餐或者夜宵都非常合适。

24

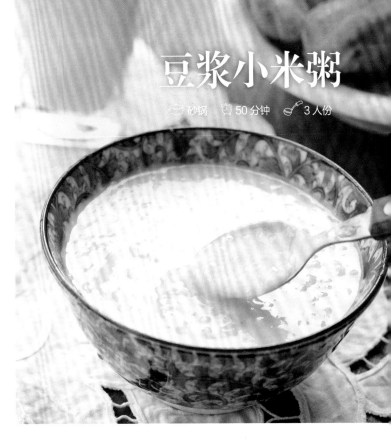

豆浆小米粥

🍲 砂锅 ⏱ 50分钟 🥄 3人份

特色

豆浆是让这款小米粥变得更美好的"秘密武器"，以后在喝小米粥时，你一定还会记得这醇香浓郁的味道。

粥料

小米	100克
黄豆	100克

辅料

清水	1000毫升
冰糖	适量

米水比例

1：10

养生 tips

豆浆与小米两种食物营养互补，不仅有利于消化吸收，还有安神助眠的功效。

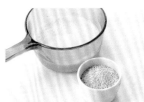

❶ 打豆浆

黄豆泡好后用豆浆机打成豆浆；小米洗净，浸泡30分钟，捞出沥干水分备用。

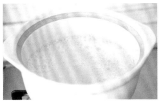

❷ 煮豆浆

将豆浆倒入锅里，再加适量清水煮沸。

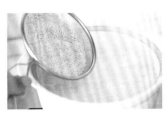

❸ 熬粥

将小米倒入豆浆中，大火煮沸后转中小火，熬煮40分钟左右。

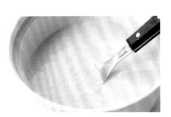

❹ 调味

出锅前根据个人口味添加适量冰糖即可。

25

小米红枣燕窝粥

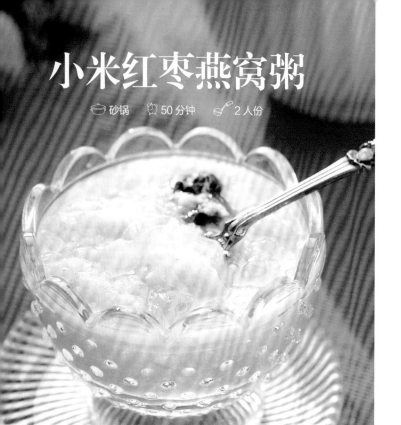

🍲 砂锅　⏱ 50分钟　🥄 2人份

特色

红枣和燕窝，都是女性在熬粥时喜欢添加的食材。它们就像是会施展魔法的小精灵，能给你带来红润好气色。

粥料

小米	100克
干燕窝	5克
红枣	7颗

辅料

清水	900毫升
冰糖	适量

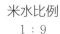

米水比例
1 : 9

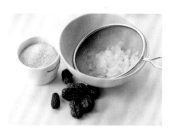

❶ 处理粥料

干燕窝洗净，提前泡发5小时以上，待燕窝泡发至透明，冲洗后撕成条状；小米洗净，浸泡30分钟；红枣洗净。

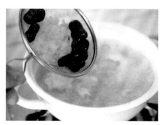

❷ 熬粥

锅里加清水烧沸，倒入沥干水分的小米，煮至小米"开花"后加入燕窝和红枣，大火煮沸后转小火熬煮约30分钟。

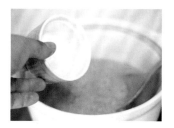

❸ 调味

根据个人口味添加适量冰糖调味即可。

养生 tips

燕窝能润肺补气排浊，和小米、红枣同熬成粥，能增进食欲，调理肠胃，滋养效果也不错。

类似燕麦片，阴米也算是一种快熟食品。一个人的时候，抓一把自制的阴米，无需花费很多时间，就能煮一锅温暖的粥。

粥料

阴米	100克
红枣	4颗
桂圆干	20克

辅料

清水	600毫升

米水比例
1：6

养生
tips

阴米是由糯米蒸熟后阴干而成的米，具有暖胃、补中益气等功效。搭配红枣、桂圆，熬成美味香甜的粥，可滋补养颜。

红枣桂圆阴米粥

🍲 玻璃锅　⏱ 40分钟　🥄 2人份

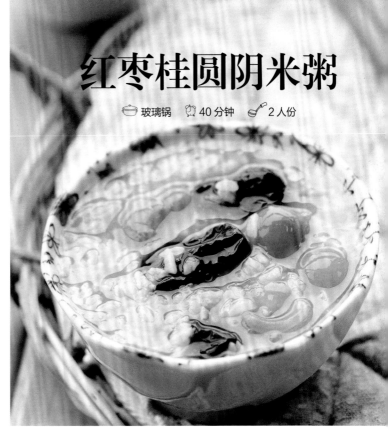

❶ 处理阴米和红枣
阴米淘洗干净备用；红枣洗净。

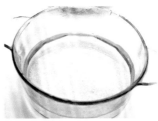

❷ 熬粥
锅里倒清水煮沸，加入红枣、阴米，大火煮开，煮至粥呈黏稠状。

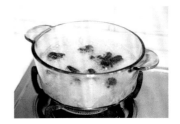

❸ 加桂圆干
加入桂圆干，转中火煮10~15分钟至粥软烂黏稠即可。

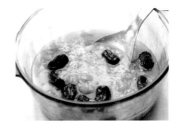

黑豆桂圆粥

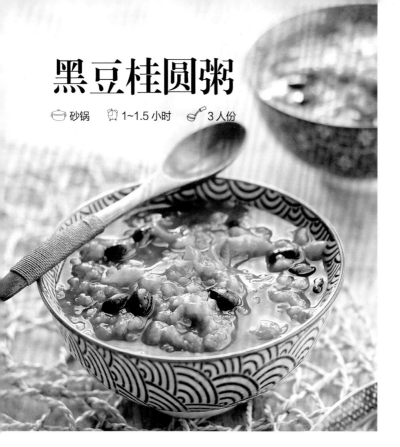

🍲 砂锅　　⏲ 1~1.5 小时　　🥄 3人份

特色

黑豆和桂圆这两样食材都很适合冬季滋补，一口香滑的粥入口，好像能感到一股温热在身体里蔓延，让人浑身上下都舒坦起来。

粥料

大米	70克
糯米	30克
黑豆	50克
桂圆干	40克

辅料

清水	1200毫升
冰糖	适量
盐	适量
植物油	适量

米水比例
1：12

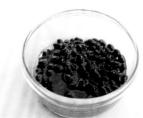

❶ 处理粥料

糯米、黑豆用水浸泡一夜；大米淘洗干净，浸泡30分钟后沥干水分，加盐和植物油腌30分钟。

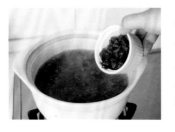

❷ 熬粥

锅里加足量清水烧开，倒入腌好的大米、糯米，再倒入黑豆和桂圆干，大火煮沸后转小火煮1~1.5小时。

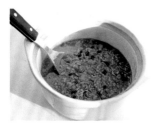

❸ 调味

煮至粥软烂黏稠，出锅前根据个人口味加入适量冰糖调味即可。

养生 tips

桂圆有温胃补脾、养心安神、益气补血的功效，还能改善失眠等症状。

红糖到底还是太甜了，但如果和牛奶一起熬粥，甜度就被巧妙地化解了，既带着丝丝甜意，又温润可口。

牛奶红糖粥

🍲 砂锅　⏲ 40分钟　🥄 2人份

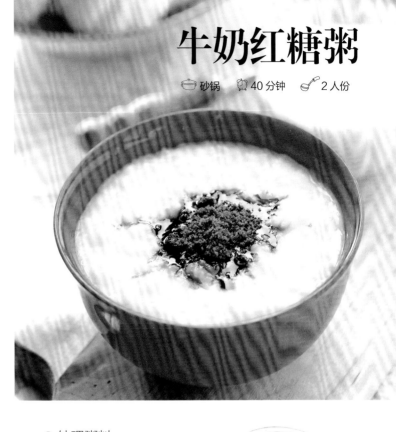

粥料

大米	100克
牛奶	200毫升

辅料

清水	1000毫升
红糖	适量

米水比例
1：12

养生 tips

牛奶和大米的组合，能很好地促进营养吸收。红糖可暖胃养血，还有安神的功效。

❶ 处理粥料
大米淘洗干净，提前浸泡30分钟，捞出沥干水分备用。

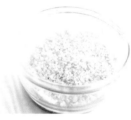

❷ 熬粥
锅里加足量清水，烧开后倒入大米，煮成稍浓稠状。

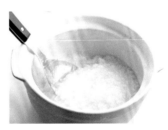

❸ 加牛奶和调味
倒牛奶，拌匀，煮3分钟至微微沸腾的状态，食用时根据个人口味加适量红糖即可。

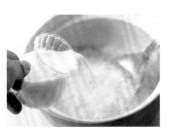

腰果糙米粥

🍲 玻璃锅　⏱ 1.5 小时　🥄 3 人份

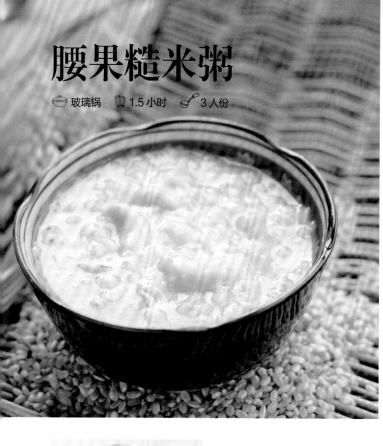

特色

腰果清脆可口、味道甘甜、营养丰富。熬粥时加点腰果，可以为我们补充能量和不饱和脂肪酸。

粥料	
大米	50克
糙米	50克
腰果仁	40克

辅料	
清水	1200毫升

米水比例
1：12

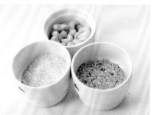

❶ 处理粥料

糙米提前浸泡一夜备用；大米淘洗干净后提前浸泡30分钟以上，捞出沥干水分备用；准备好腰果仁备用。

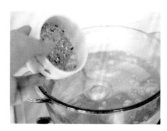

❷ 熬粥

锅里倒入足量清水煮沸，放入糙米。

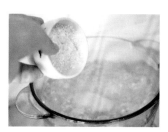

❸ 加腰果仁

放入大米，大火煮沸后转小火煮1小时，再加入腰果仁煮30分钟，煮至粥软烂黏稠即可。

养生
tips

糙米味甘、性温，具有健脾养胃、补中益气、调和五脏、安神、促进消化吸收的功效。

给肠胃放一个假，我想要天然的味道。有大自然香味的芋头和没有加工过的燕麦煮出的粥，每一口都能品尝到食材带来的惊喜口感。

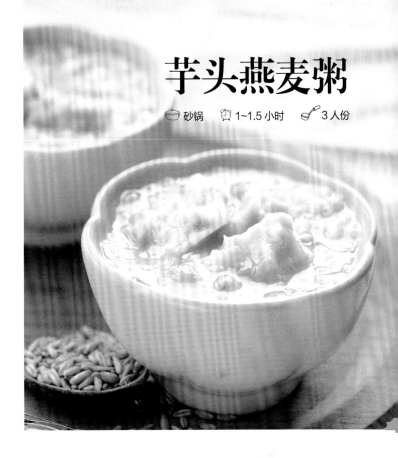

芋头燕麦粥

砂锅　　1~1.5 小时　　3 人份

粥料

大米	50克
燕麦	50克
芋头	200克

辅料

清水	1200毫升
盐	少许
芝麻油	少许

米水比例
1 : 12

芋头和燕麦都属于粗粮，能促进肠胃蠕动，有效缓解便秘。

❶ 处理粥料

大米淘洗干净，浸泡30分钟，捞出沥干水分备用；燕麦洗净，提前浸泡一夜；芋头去皮切成块备用。

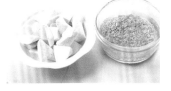

❷ 熬粥

锅里加清水煮沸，放入燕麦、大米，加入芋头块，大火煮沸后转小火煮1~1.5小时，其间不时搅动。

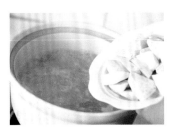

❸ 调味

待粥黏稠时关火，根据个人口味添加盐、芝麻油调味即可。

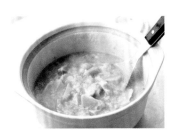

红豆酒酿圆子粥

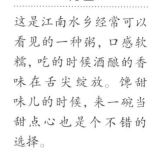

砂锅　　1小时　　4人份

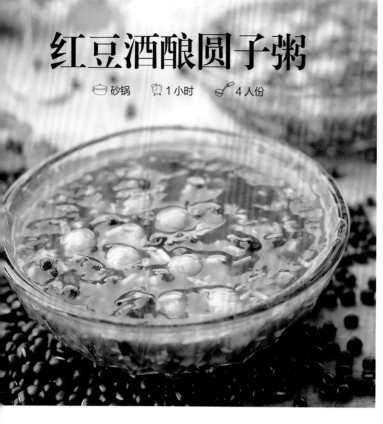

特色

这是江南水乡经常可以看见的一种粥，口感软糯，吃的时候酒酿的香味在舌尖绽放。馋甜味儿的时候，来一碗当甜点心也是个不错的选择。

粥料

酒酿	200克
红豆	100克
小汤圆	200克

辅料

清水	1000毫升
冰糖	适量

米水比例

1：10

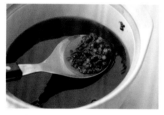

❶ 煮红豆

红豆洗净后提前浸泡一夜，泡好的红豆放入砂锅中，加清水煮至红豆软烂。

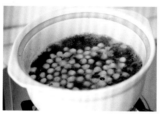

❷ 煮汤圆

将小汤圆倒入煮好的红豆汤里，煮至汤圆全部浮在汤面上并且膨胀。

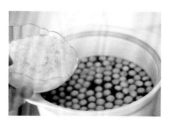

❸ 加酒酿

往红豆圆子汤里添加酒酿，搅拌均匀后关火。

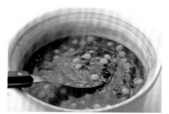

❹ 调味

出锅前根据个人口味添加适量冰糖调味即可。

养生 tips

酒酿是由蒸熟的糯米拌上酒曲发酵而成的一种甜米酒，富含碳水化合物、蛋白质、B族维生素等。酒酿可健脾养胃，助消化，增进食欲。

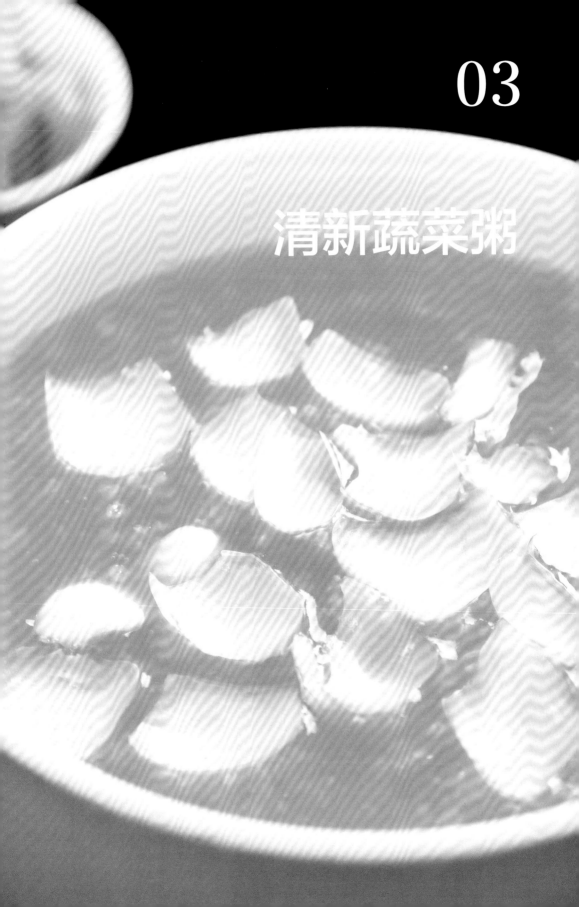

03

清新蔬菜粥

毛豆燕麦粥

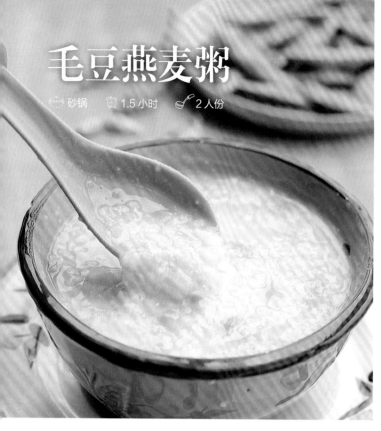

🍲 砂锅　⏱ 1.5 小时　🥄 2人份

特色

将色泽嫩绿的毛豆打碎了煮粥，味道会与平日里吃的炒菜完全不一样，带着初夏的气息，让人唇齿留香。

粥料

大米	100克
毛豆	100克
即食燕麦片	40克

辅料

清水	1200毫升
植物油	适量
盐	适量
芝麻油	适量

米水比例
1 : 9

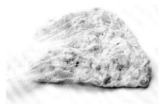

❶ 处理粥料

毛豆洗净后碾碎；大米淘洗干净，提前浸泡30分钟，沥干后加盐和植物油腌30分钟。

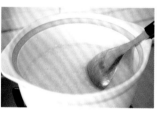

❷ 熬粥

锅里加足量清水烧开，放入腌好的大米，大火煮沸后转小火煮约1小时至粥黏稠。

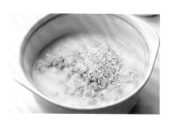

❸ 加食材

往锅里加入毛豆碎和即食燕麦片，继续煮约20分钟。

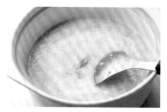

❹ 调味

待粥软烂黏稠，加芝麻油调味，拌匀后即可食用。

养生 tips

燕麦富含膳食纤维，能降低胆固醇；毛豆中含钾，夏天食用可弥补因出汗过多导致的钾流失，从而缓解疲乏。毛豆和燕麦一同熬粥，可健脾益胃。

荷叶和莲子，都是大自然的恩赐，若将它们融为一体，盛夏气息就在这一碗粥里了。

粥料

泰国香米	100克
莲子	40克

辅料

清水	1200毫升
冰糖	适量
枸杞子	15克
干荷叶	1张

米水比例

1 : 12

养生 tips

荷叶具有通便功效，还可理脾调胃，和莲子一同煮粥食用，能清心火，解暑气。

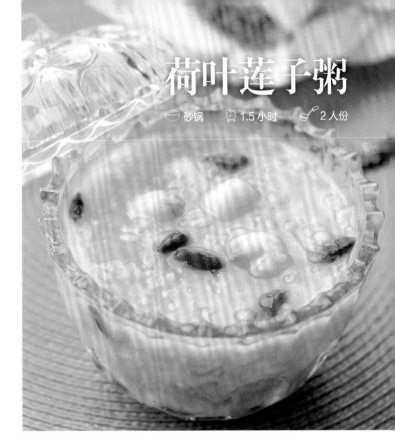

荷叶莲子粥

🍲 砂锅 ⏲ 1.5 小时 🥄 2人份

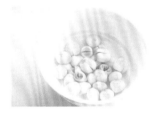

❶ 处理粥料

莲子洗净，提前浸泡2小时；香米洗净后浸泡3小时；干荷叶洗净后撕成块。

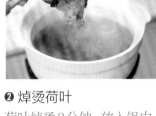

❷ 焯烫荷叶

荷叶焯烫2分钟，放入锅中，加清水，大火煮开后熬5分钟，水颜色变深时捞出荷叶。

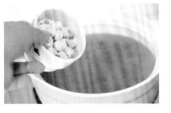

❸ 熬粥

倒入泡好的香米、莲子，转中小火熬煮约1小时，再加洗净的枸杞子稍煮2分钟。

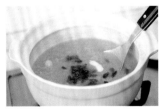

❹ 调味

出锅前根据个人口味添加适量冰糖，煮化搅匀即可。

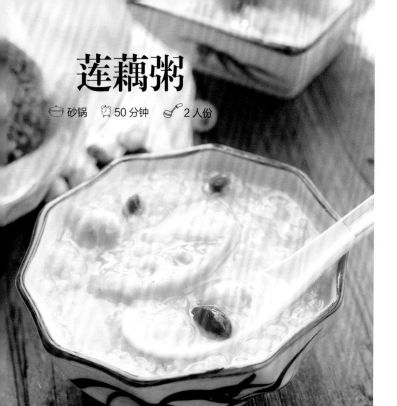

莲藕粥

🍲 砂锅　⏱ 50分钟　🥄 2人份

特色

尊重食物本身的滋味，这碗粥就能做到。莲藕静静地躺在粥里，一如在水里时清新脱俗，只不过，那香味已经渗入粥里，分不出彼此。

粥料

大米	100克
莲藕	200克
莲子	30克

辅料

清水	1200毫升
枸杞子	10克

米水比例
1 : 12

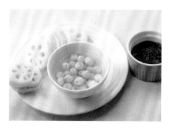

❶ 处理粥料

莲藕洗净后去皮切成片；莲子洗净，浸泡2小时，摘去莲心；枸杞子泡发备用。

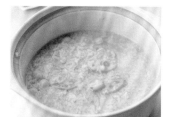

❷ 熬粥

锅里加足量清水煮沸，倒入莲藕、莲子和洗净的大米，大火煮开后转小火，煮至粥软烂黏稠。

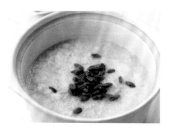

❸ 加枸杞子

关火前加入泡好的枸杞子，拌匀后即可食用。

养生 tips

藕香阵阵的粥，不管是吃起来还是闻起来都沁人心脾。它能益气养阴，健脾开胃，养血补心，对产后体虚和食欲不佳者都有很好的补益。

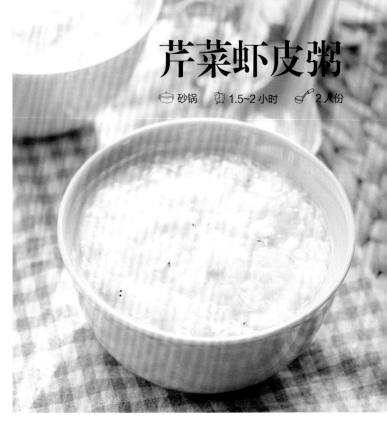

🍲 砂锅   ⏱ 1.5~2小时   🥄 2人份

特色

如果担心芹菜口感不好，那就多点耐心熬煮；如果担心芹菜太素不够香，那就加点虾皮。不论你对它有多少顾虑，总有办法破解。

粥料

大米	100克
虾皮	40克
芹菜	100克

辅料

清水	1200毫升
盐	少许
植物油	少许
芝麻油	少许

米水比例
1 : 12

养生 tips

芹菜含有丰富的膳食纤维，具有清肠利便、润肺止咳、有助于降低和平稳血压。

❶ 处理粥料

大米淘洗干净，浸泡30分钟，沥干水分，加植物油和盐腌30分钟；芹菜洗净，切丁；虾皮洗净。

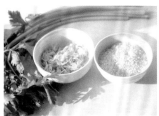

❷ 熬粥

锅里加足量清水烧开，倒入腌好的大米，大火煮沸后转小火煮1~1.5小时，其间不时搅拌以防粘锅。

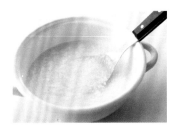

❸ 加芹菜丁和虾皮

粥底煮好后，加入芹菜丁和虾皮再煮10分钟，最后加盐、芝麻油调味即可。

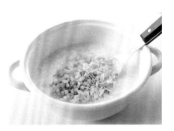

南瓜百合粥

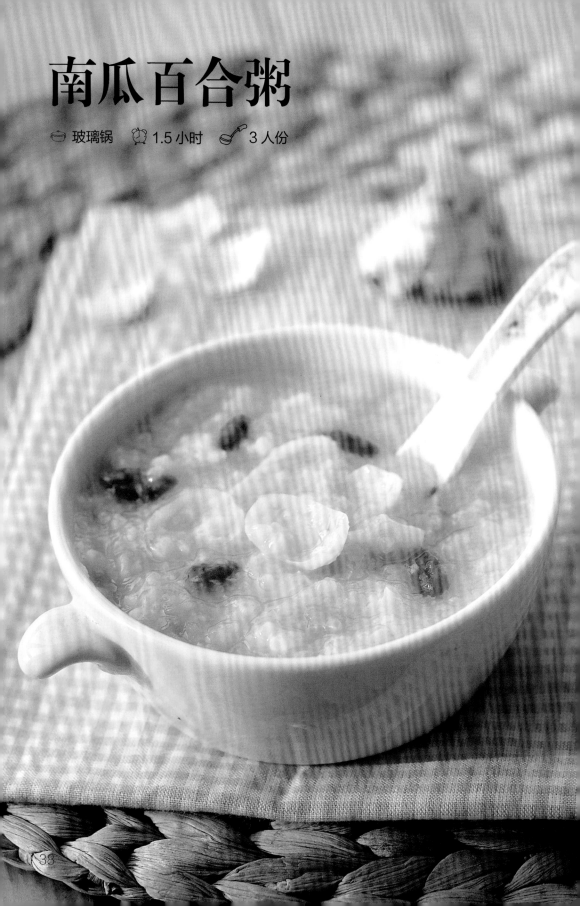

玻璃锅　　1.5小时　　3人份

特色

南瓜入粥，金黄的色泽令人食欲大振，甜丝丝的香气直沁心脾。再加入百合片，更是锦上添花的美事。看着清新，喝着美味，这是一款简单易做又营养丰富的家常粥品。

粥料

大米	100克
南瓜	200克
百合片	50克

辅料

清水	1200毫升
枸杞子	15克
盐	适量
植物油	适量

米水比例
1：12

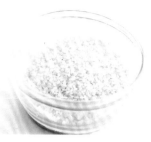

❶ 处理粥料

大米淘洗干净，浸泡30分钟，捞出沥干水分，加盐和植物油腌30分钟；枸杞子泡发；百合片洗净。

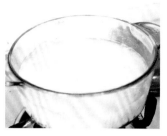

❷ 熬粥

锅里倒入足量清水烧开，倒入腌好的大米，大火煮开。

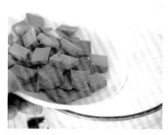

❸ 加南瓜

南瓜去皮切成厚片，倒入锅中，转小火煮1小时至粥软烂黏稠。

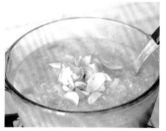

❹ 加百合

锅中加入百合片，继续煮5分钟。

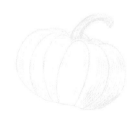

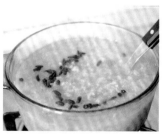

❺ 加枸杞子

加入泡好的枸杞子，再煮5分钟即可。

养生 tips

南瓜和百合都是养生美容的食材，南瓜养胃，具有排毒功效，而百合具有养心安神、润肺止咳、理胃健脾的功效。如果吃了辛辣食物造成肠胃不适，可以试试这道粥。

菌菇蔬菜粥

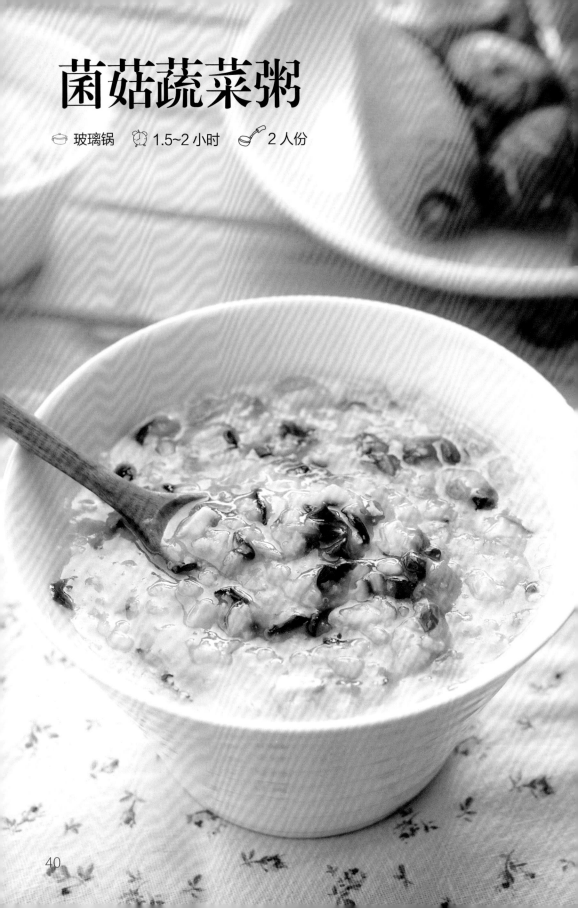

🍲 玻璃锅　⏰ 1.5~2 小时　🥄 2 人份

香菇的魅力在于它总能散发出特有的香气，令人食欲大开。香菇和蔬菜搭配，平凡的食材给奔波的人送去慰藉，给饥肠辘辘的人带来美味。

粥料

大米	100克
鲜香菇	5朵
胡萝卜	1/2根
菠菜	4棵
水发黑木耳	70克

辅料

骨汤	1200毫升
盐	少许
芝麻油	适量
植物油	适量

米水比例
1：12

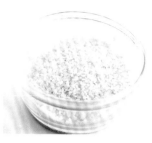

❶ 淘洗大米

大米淘洗干净，浸泡30分钟，沥干水分，加植物油和盐腌30分钟。

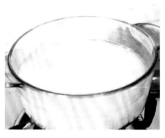

❷ 熬粥

锅里加适量骨汤烧开，倒入腌好的大米，大火煮沸后转小火煮1~1.5小时。

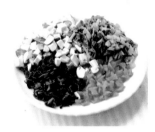

❸ 处理食材

黑木耳、香菇、胡萝卜洗净后分别切成碎末，菠菜焯烫后切成碎末备用。

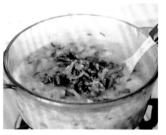

❹ 加食材

在煮好的粥底中加入黑木耳、香菇、胡萝卜碎，煮10分钟，再加入菠菜碎稍煮。

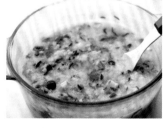

❺ 调味

根据个人口味添加盐、芝麻油调味即可。

养生 tips

菌菇类食物含有多种人体所需要的氨基酸和丰富的B族维生素，能提高人体免疫力，同时还能益肠胃。喝一碗鲜美的菌菇蔬菜粥，清爽又营养。

冬瓜粥

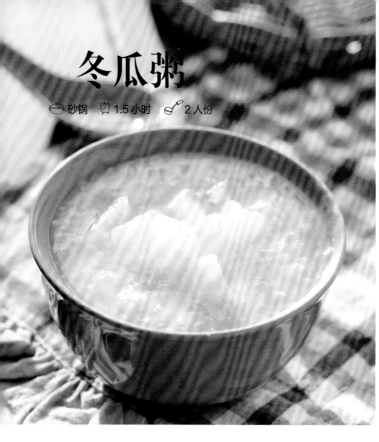

砂锅　🕐 1.5小时　🥄 2人份

特色

冬瓜是我很喜欢的蔬菜，热量低，营养又丰富，对身体有益，所以煮粥的时候也不愿意错过它。如果某段时间吃得过于油腻，不妨用这款粥调理下肠胃。

粥料

大米	100克
冬瓜	200克

辅料

高汤	1200毫升
盐	适量
植物油	适量
芝麻油	适量

米水比例

1：12

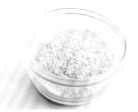

❶ 淘洗大米

大米淘洗干净,浸泡30分钟,沥干水分,加植物油和盐腌30分钟。

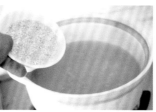

❷ 熬粥

锅里加足量高汤烧开,倒入腌好的大米,大火煮沸后转小火煮1小时。

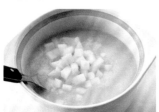

❸ 放入冬瓜

冬瓜去皮和瓤,洗净切成小丁,放入粥底中煮10分钟。

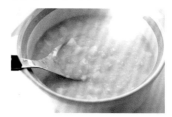

❹ 调味

根据个人口味适当添加盐、芝麻油调味即可。

养生 tips

冬瓜是肥胖者的理想蔬菜,能养胃生津,同时还有抗衰老的作用。用冬瓜来熬粥,美容、养生两不误。

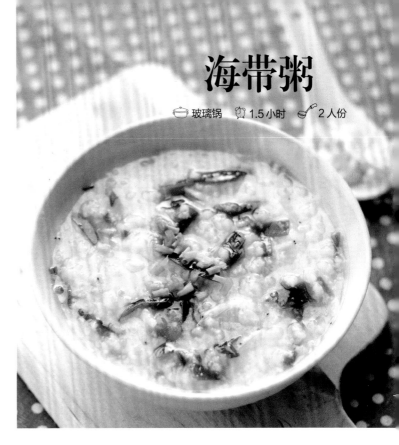

海带粥

🍲 玻璃锅　⏱ 1.5小时　🥄 2人份

粥料

大米	100克
泡发海带	200克

辅料

清水	1200毫升
盐	适量
植物油	适量
芝麻油	适量
葱段	适量
姜片	适量
虾米	少许

米水比例
1 : 12

养生 tips

海带中粗纤维多，好比是"清道夫"，能够辅助清除肠道中的废物，预防疾病和便秘。

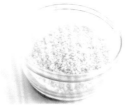

❶ 淘洗大米

大米淘洗干净，浸泡30分钟，捞出沥干水分，加植物油和盐腌30分钟。

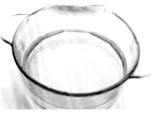

❷ 熬粥

锅里加足量清水烧开，倒入腌好的大米，大火煮沸后转小火煮1小时。

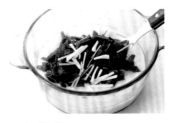

❸ 加海带

将海带段（提前浸泡，洗净切段）加入粥底中，再加入葱段、姜片，煮30分钟左右。

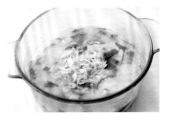

❹ 加虾米和调味

加入虾米，拌匀煮开后关火，根据个人口味添加盐、芝麻油调味即可。

冬瓜火腿粥

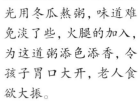

🍲 砂锅　　⏱ 1.5 小时　　🥄 2 人份

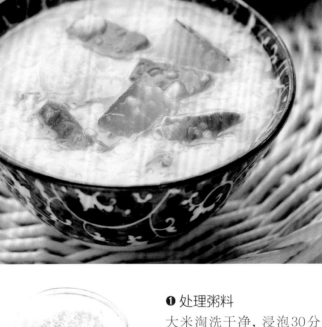

特色

光用冬瓜熬粥，味道难免淡了些，火腿的加入，为这道粥添色添香，令孩子胃口大开，老人食欲大振。

粥料

大米	100克
金华火腿	100克
冬瓜	250克

辅料

清水	1300毫升
盐	适量
植物油	适量

米水比例

1：13

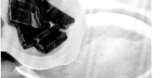

❶ 处理粥料

大米淘洗干净，浸泡30分钟，沥干水分，加植物油和盐腌30分钟；冬瓜洗净，连皮切成块；火腿切成薄片。

❷ 熬粥

锅里加入足量清水烧开，加入火腿片和腌好的大米，大火煮沸后转小火煮1小时，其间不时搅动以防粘锅。

❸ 加冬瓜

往锅中加入冬瓜块，继续煮20分钟至冬瓜熟软、粥软烂黏稠即可。

养生 tips

火腿有养阴和胃、健脾开胃的功效。此粥可消暑养胃，适用于脾胃虚弱的人。

白果特有的香气总是能
完美地渗进粥里，淡淡
的，却勾人食欲。

粥料

大米	70克
荞麦	30克
白果	20粒
干腐竹	50克

辅料

清水	1200毫升
盐	少许

米水比例
1：12

养生 tips

白果腐竹荞麦粥不
单单是一碗清淡的
白粥，还有一定的
药用价值，能益肺
气、定喘嗽，同时
也可养胃、固肾气。

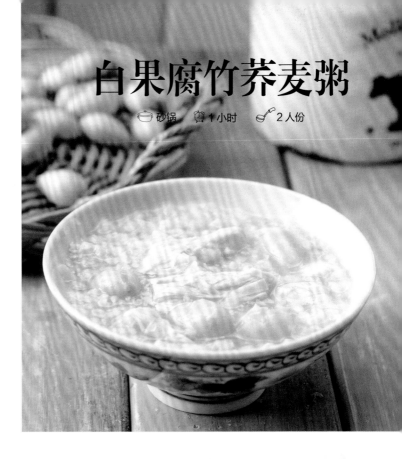

白果腐竹荞麦粥

🍲 砂锅　⏲ 1小时　🥄 2人份

❶ 处理粥料

干腐竹浸泡一夜，切段备
用；白果剥壳取仁焯烫备
用；大米淘洗干净，浸泡30
分钟，捞出沥干水分；荞麦
浸泡20分钟以上。

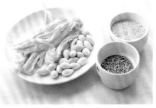

❷ 熬粥

锅里加入适量清水煮开，倒
入泡好的大米、荞麦。

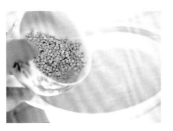

❸ 加食材和调味

倒入白果和腐竹，大火煮开
后转中小火煮50分钟至粥
软烂黏稠，出锅前加盐即可。

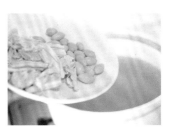

菜心海米粥

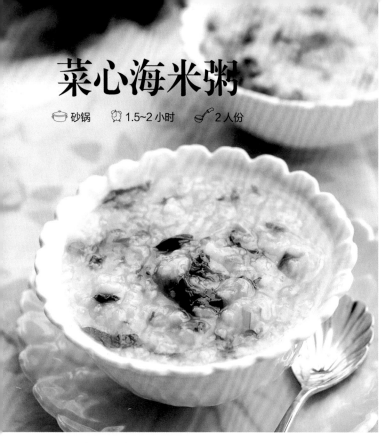

🍲 砂锅　⏲ 1.5~2小时　🥄 2人份

特色

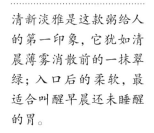

清新淡雅是这款粥给人的第一印象，它犹如清晨薄雾消散前的一抹翠绿；入口后的柔软，最适合叫醒早晨还未睡醒的胃。

粥料

大米	100克
海米	30克
菜心	4根

辅料

清水	1200毫升
芝麻油	适量
盐	适量
植物油	适量

米水比例

1 : 12

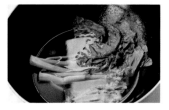

❶ 处理粥料

菜心洗净后入沸水锅中焯烫至变色，捞出过凉水，切碎备用；海米洗净，提前用温水浸泡3小时。

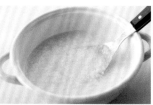

❷ 熬粥

大米淘洗干净，浸泡30分钟，用植物油和盐腌30分钟，锅里加清水烧开，倒入大米，大火煮沸后转小火煮1~1.5小时。

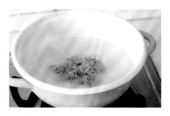

❸ 加海米

锅中加入泡好的海米，煮10分钟左右。

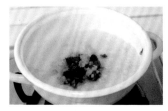

❹ 加菜心

加入切碎的菜心稍煮2分钟，最后加盐和芝麻油调味即可。

养生tips

海米就是干虾仁，是著名的海味。它肉质松软，易消化，富含蛋白质、钙、磷等对人体有益的营养元素，具有补肾暖胃的功效。

特色

这碗营养丰富的粥就像是为小朋友量身打造的一样，不爱吃胡萝卜的孩子也无法拒绝，聪明妈妈总有办法让孩子爱上不喜欢的食材。

粥料

大米	100克
胡萝卜	1根
猪肉末	50克

辅料

清水	1300毫升
芝麻油	少许
盐	少许
姜丝	适量
葱花	适量
植物油	适量

米水比例

1：13

胡萝卜性平味甘，传统中医学认为它"下气益中，利脾膈，润肠胃，安五脏，有健食之效"。

胡萝卜肉末粥

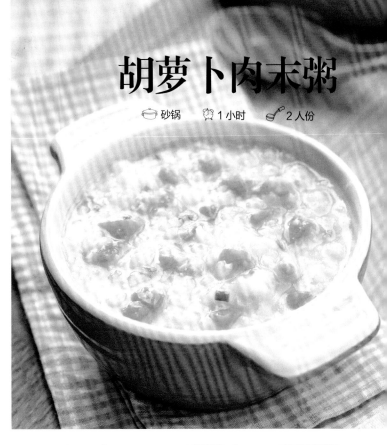

🍲 砂锅　⏰ 1小时　🥄 2人份

❶ 淘洗大米

大米淘洗干净，浸泡30分钟，沥干水分后加少许盐和植物油腌30分钟备用。

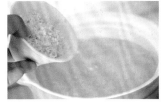

❷ 熬粥

锅里倒入清水烧开，加入腌好的大米，大火煮10分钟。

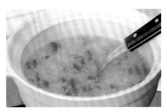

❸ 加胡萝卜丁

待米粒"开花"后放入切碎的胡萝卜丁，小火熬煮至粥软烂黏稠。

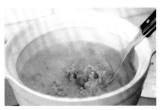

❹ 加猪肉末和调味

加入猪肉末和姜丝，继续煮10分钟，出锅前加葱花、芝麻油、盐调味，搅拌均匀即可。

蔬菜玉米火腿粥

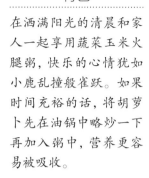

🍲 玻璃锅　　⏱ 1.5~2 小时　　🥄 3 人份

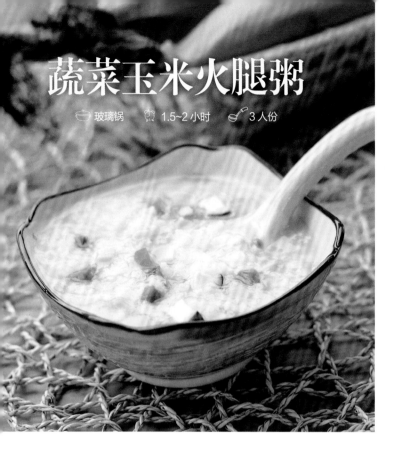

特色

在洒满阳光的清晨和家人一起享用蔬菜玉米火腿粥，快乐的心情犹如小鹿乱撞般雀跃。如果时间充裕的话，将胡萝卜先在油锅中略炒一下再加入粥中，营养更容易被吸收。

粥料

大米	100克
金华火腿	100克
鲜香菇	5朵
胡萝卜	1/2根
玉米粒	100克

辅料

清水	1300毫升
植物油	适量
盐	适量
芝麻油	适量

米水比例

1：7

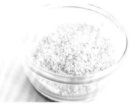

❶ 淘洗大米

大米洗净，浸泡30分钟沥干水分，加植物油和盐腌30分钟。

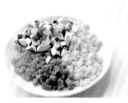

❷ 处理食材

准备好玉米粒，火腿、胡萝卜、香菇洗净，切成小丁备用。

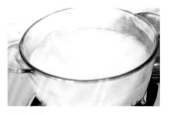

❸ 熬粥

锅里加清水烧开，倒入大米，大火煮沸后转小火煮1~1.5小时，其间不时搅动防止粘锅，煮至粥软烂黏稠。

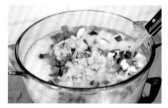

❹ 加食材和调味

将切好的蔬菜丁、火腿丁和玉米粒加入粥底中煮20分钟，出锅前根据个人口味加入芝麻油调味即可。

养生 tips

《本草纲目》中提到玉米"调中开胃"，胃口不好的人平时可以多喝点玉米粥帮助开胃。

生菜玉米粥

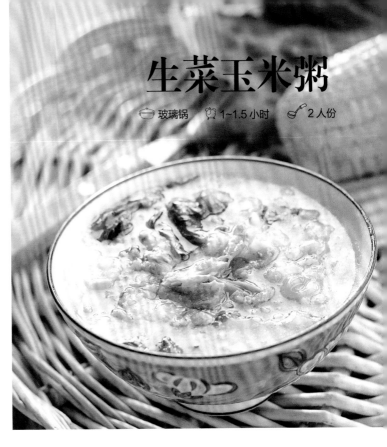

🍲 玻璃锅　⏱ 1~1.5小时　🥄 2人份

特色

经过高温，生菜变得软软的，把它熬进粥里，比米粒还要帖服，入口的那一刻，金枪鱼肉姗姗来迟，其味香浓，令人回味无穷。

粥料

大米	100克
罐头金枪鱼	适量
熟玉米粒	100克
生菜	适量

辅料

清水	1200毫升
植物油	适量
盐	适量

米水比例
1：6

养生 tips

玉米和生菜营养丰富，不仅含有丰富的维生素，还含有大量膳食纤维和微量元素，对改善肠胃功能很有帮助。

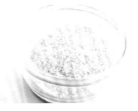

❶ 处理粥料

大米淘洗干净，浸泡30分钟，沥干水分，加植物油和盐腌30分钟左右；生菜洗净，切段。

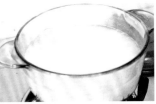

❷ 熬粥

锅里加清水烧开，倒入大米，大火煮沸后转小火煮1~1.5小时，其间不时搅动以防粘锅，煮至粥软烂黏稠。

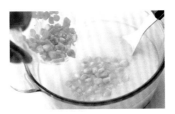

❸ 加金枪鱼和玉米粒

往锅中加入金枪鱼和熟玉米粒，煮沸。

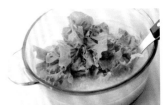

❹ 加生菜

加入生菜段，搅拌均匀即可出锅食用。

奶酪蘑菇粥

🍲 不粘锅　　⏲ 50分钟　　🥄 2人份

光听这粥的名字，就知道它是细腻的、爽滑的，年轻的妈妈如果不知道给孩子吃什么营养又美味的辅食，就选择这款奶酪蘑菇粥吧。

粥料

大米	100克
青菜	1小把
口蘑	2个
煮熟的瘦肉	1小块
胡萝卜	1小块

辅料

清水	900毫升
儿童奶酪	1块
盐	少许

米水比例
1：9

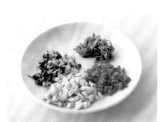

❶ 淘洗大米和熬粥

大米淘洗干净，浸泡30分钟，捞出沥干水分；锅中加入适量清水，倒入大米，熬煮成粥。

❷ 处理食材

将煮熟的瘦肉切成碎末；青菜焯烫一下后切成青菜碎；胡萝卜和口蘑洗净，分别切成碎粒。

养生tips

❸ 加食材和调味

粥底中加入胡萝卜和口蘑碎粒煮熟，再加入青菜和熟肉末略煮，放入儿童奶酪搅拌至熔化，加盐调味即可。

口蘑富含多种微量元素，是良好的补硒食品。除此之外，口蘑还具有和胃利气的功效，是宝宝很好的辅食。

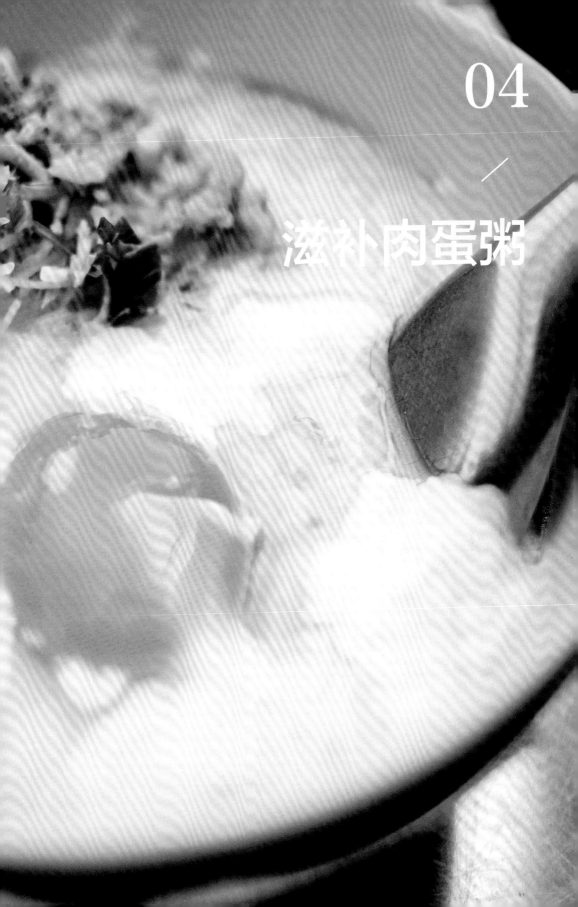

04

滋补肉蛋粥

皮蛋瘦肉粥

🍲 砂锅　　⏲ 1~1.5 小时　　🥄 3 人份

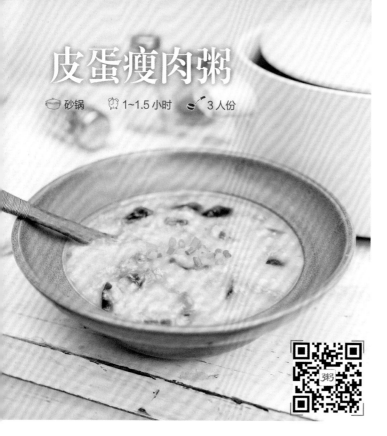

粥

特色

将肉和皮蛋的味道完全融进粥里，等粥熬得黏稠时，皮蛋已经熬化，肉也酥烂，品尝时的心情是无法形容的美好。

粥料

大米	150克
猪腿肉	50克
皮蛋	1个

辅料

清水	2000毫升
葱花	适量
姜丝	适量
植物油	适量
盐	适量
白胡椒粉	适量
生抽	适量
水淀粉	少许

米水比例
1：13

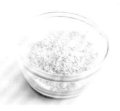

❶ 淘洗大米

大米洗净，浸泡30分钟，沥干后加盐和植物油腌30分钟。

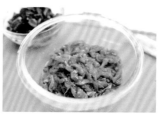

❷ 腌肉丝

猪腿肉洗净，切丝，加盐、白胡椒粉、生抽、水淀粉，腌15分钟。

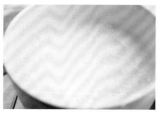

❸ 熬粥

锅中加清水煮开，加大米，大火煮开后转小火熬1~1.5小时，至粥黏稠软烂。

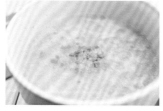

❹ 加食材和调味

把姜丝、猪肉丝和切碎的皮蛋放入粥中，稍煮，加盐、白胡椒粉调味，撒葱花即可。

养生 tips

皮蛋口感香醇，能提升食欲，搭配瘦肉熬煮成粥，营养更加均衡。

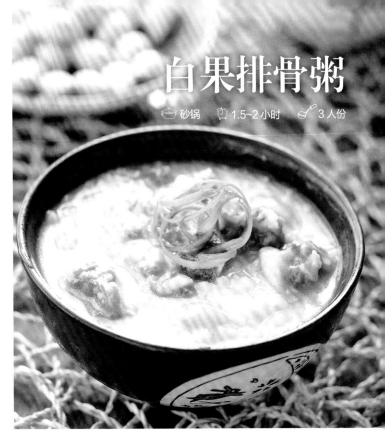

白果排骨粥

🥘 砂锅　⏱ 1.5~2小时　🥄 3人份

特色

每一顿饭，我们都应该认真对待。早上煲一锅白果排骨粥，白果的软糯、排骨的酥烂，口口鲜美。

粥料

大米	100克
排骨	250克
白果	25粒

辅料

清水	1200毫升
盐	适量
植物油	适量
葱段	适量
姜丝	适量
芝麻油	适量

米水比例
1 : 12

养生 tips

排骨能补中益气、健脾胃、促进食欲，一般人群均可食用，尤其适合老人、女性食用。

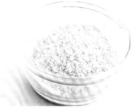

❶ 处理粥料

大米洗净，浸泡30分钟，沥干水分后加植物油和盐腌30分钟；白果用刀背拍开，取果仁。

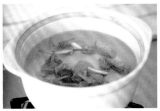

❷ 煮排骨

余烫好的排骨放入砂锅，加入清水、葱段和姜丝，大火煮开后转中小火煮30分钟。

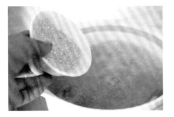

❸ 熬粥

加入腌好的大米和白果同煮，小火煮1~1.5小时至粥软烂黏稠。

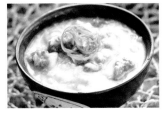

❹ 调味

出锅前加盐和芝麻油调味即可。

53

菠菜猪肝粥

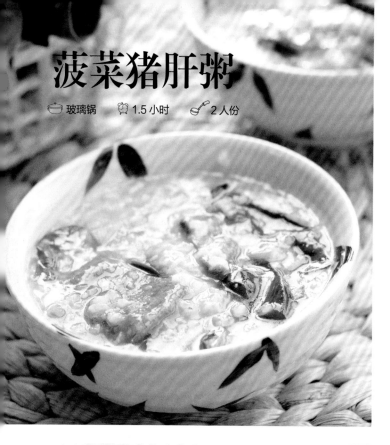

🍲 玻璃锅　⏲ 1.5小时　🥄 2人份

特色

我们的生活越来越离不开手机、电脑，那么，就用这一款菠菜猪肝粥好好地呵护一下我们的眼睛吧。

粥料

大米	100克
菠菜	1小把
猪肝	1小块

辅料

清水	1200毫升
盐	少许
料酒	少许
干淀粉	适量
植物油	适量
白胡椒粉	少许
姜丝	适量
葱段	适量
白醋	适量

米水比例

1 : 12

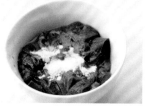

❶ 处理猪肝

猪肝用水和白醋提前浸泡2小时，清洗干净后切片，加料酒、盐和干淀粉腌15分钟。

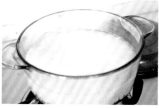

❷ 熬粥

大米洗净，浸泡30分钟，捞出沥干；锅中加清水烧开，放入大米，大火煮沸后转小火。

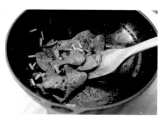

❸ 炒猪肝

油锅烧热，放葱段、姜丝爆香，再放猪肝滑散，炒至变色。

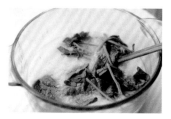

❹ 加食材和调味

菠菜洗净后焯烫切段，和猪肝一同放入粥底中，煮开后加盐、白胡椒粉调味即可。

养生 tips

猪肝中含有丰富的维生素A，能保护眼睛，防止眼睛干涩、疲劳。猪肝与菠菜同食，还有很好的补铁、补血功效。

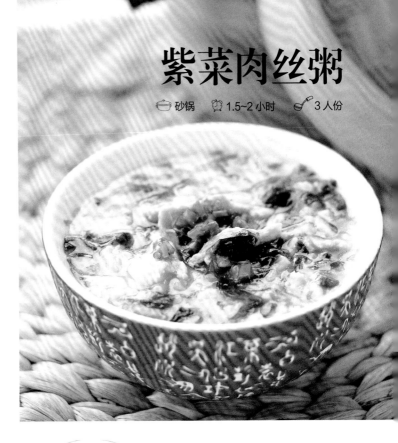

🍲 砂锅　⏱ 1.5~2小时　🥄 3人份

特色

紫菜煮开后,犹如花瓣般散落在锅中。如果家里有个特别爱喝紫菜汤的孩子,那么用紫菜做的粥他也一样特别喜欢。

粥料

大米	100克
猪里脊肉	150克
紫菜	适量

辅料

清水	1200毫升
葱段	适量
姜丝	适量
干淀粉	适量
盐	适量
芝麻油	适量
植物油	适量
料酒	适量

米水比例

1 : 12

养生 tips

紫菜中含有丰富的碘和锌等营养成分,放到粥中,更有利于吸收。

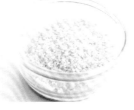

❶ 淘洗大米

大米淘洗干净,浸泡30分钟,沥干水分,加植物油和盐腌30分钟。

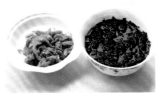

❷ 处理食材

猪里脊肉洗净,切成肉丝,加料酒、盐、干淀粉抓匀,腌15分钟;紫菜浸泡后冲洗干净。

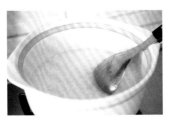

❸ 熬粥

锅内加清水烧开,倒入大米,加大火煮沸后转小火煮1~1.5小时。

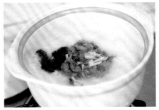

❹ 加食材和调味

将肉丝和紫菜放入锅中,加入葱段、姜丝煮20分钟,最后加盐、芝麻油调味即可。

燕麦蛋花粥

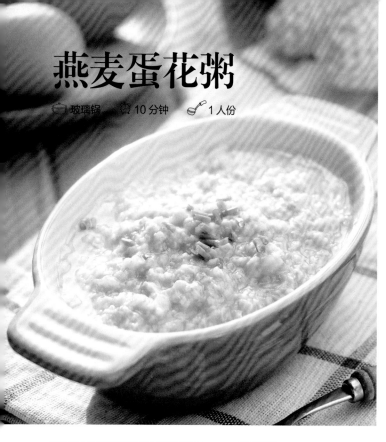

🍲 玻璃锅　　⏲ 10分钟　　🥄 1人份

特色

那些简单的食物，往往能给予我们更多的享受，就像这碗燕麦蛋花粥，不用过多调味，稍稍加一点盐，也是一顿美好的早餐。

粥料

即食燕麦片	40克
鸡蛋	1个

辅料

清水	240毫升
盐	少许
葱花	适量

米水比例
1 : 6

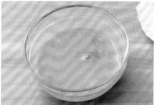

❶ 打散鸡蛋

将鸡蛋打散成鸡蛋液。

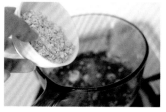

❷ 煮燕麦片

锅里加清水烧开，倒入燕麦片煮3分钟。

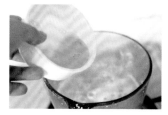

❸ 加鸡蛋液

将鸡蛋液淋入装有燕麦片的锅里。

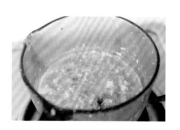

❹ 调味

待鸡蛋液煮成蛋花状，加盐、葱花即可。

养生 tips

燕麦中含大量膳食纤维，能促进消化，很适合家中有"三高"的老人食用。

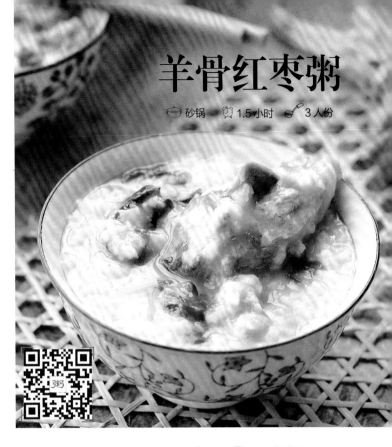

羊骨红枣粥

🍲 砂锅　⏰ 1.5小时　🥄 3人份

特色

我喜欢用高汤来煮粥，营养更丰富的同时还能带来更滋润的口感。工作再辛苦，有家人陪伴，享受一碗温暖的粥，什么都会变好。

粥料

大米	100克
羊骨	500克
红枣	7颗

辅料

清水	1000毫升
姜片	2片
葱段	适量
盐	适量
白胡椒粉	适量
植物油	适量

米水比例

1：10

养生 tips

羊骨汤熬的粥，补脾胃、益气血，对体虚者有很好的补益效果。

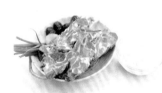

❶ 处理粥料

羊骨洗净，煮出血沫后捞出；大米洗净，浸泡30分钟，捞出沥干，加植物油和盐腌30分钟。

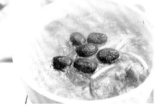

❷ 煮汤底

将余烫好的羊骨、葱段、红枣和姜片放入砂锅中，加足量清水，大火煮开后转小火煮1小时。

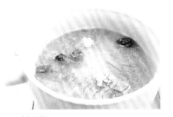

❸ 熬粥

加入腌好的大米，大火煮沸后，小火熬煮成粥。

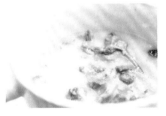

❹ 调味

出锅前加入适量盐和白胡椒粉调味即可。

姜丝鸭肉粥

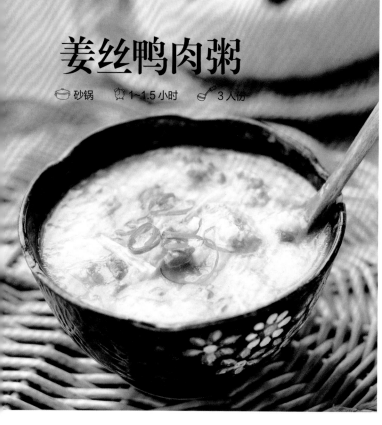

🍲 砂锅   ⏱ 1~1.5 小时   🥄 3 人份

特色

把鸭肉加入粥里，能更好地消化吸收，我们有什么理由拒绝鸭肉粥给我们带来的美妙口感呢？

粥料

大米	100克
鸭腿	250克

辅料

清水	1200毫升
黄酒	适量
盐	适量
葱段	适量
葱丝	适量
姜丝	适量
植物油	适量

米水比例

1 : 12

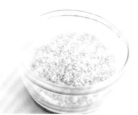

❶ 淘洗大米

大米淘洗干净，浸泡30分钟，捞出沥干水分，加植物油和盐腌30分钟。

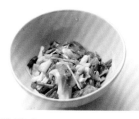

❷ 腌鸭肉

鸭腿肉洗净后切小块，加黄酒、盐、葱段、姜丝腌2小时以上。

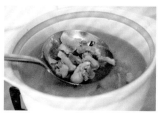

❸ 处理鸭肉

鸭肉腌好后入锅，加水，大火煮出血沫后捞出。

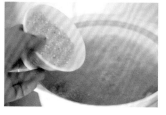

❹ 加鸭肉和熬粥

将鸭肉放入砂锅，加清水煮沸后放入大米，大火煮开转小火熬煮，加盐调味，点缀葱丝。

养生 tips

鸭肉性凉，可以滋五脏之阴，清虚劳之热，养胃生津，且鸭肉比较容易消化，适合上火的人食用。

特色

皮蛋入粥应该算是它的一次华丽转身，入口香浓，回味无穷，因此大受欢迎。

粥料

大米	100克
淡菜	30克
皮蛋	1个

辅料

清水	1200毫升
盐	适量
植物油	适量
芝麻油	适量
葱丝	适量
姜丝	适量

米水比例

1：12

养生 tips

淡菜富含蛋白质、碘、钙和铁，且脂肪很少，营养价值高，具有补肾功效，适合体质虚弱的中老年人食用。

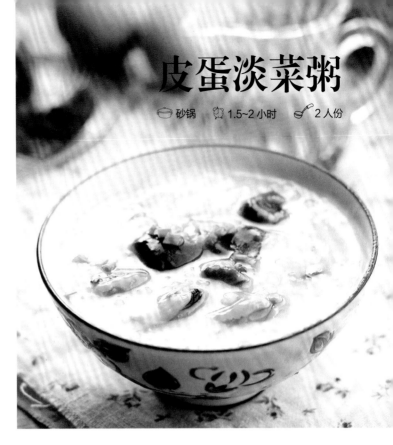

皮蛋淡菜粥

🍲 砂锅　　🕐 1.5~2 小时　　🥄 2 人份

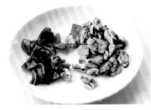

❶ 处理食材

淡菜用温水浸泡2小时后洗净；皮蛋剥壳后切小块。

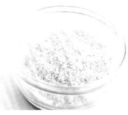

❷ 淘洗大米

大米淘洗干净，浸泡30分钟，沥干水分，加植物油和盐腌30分钟。

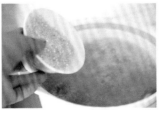

❸ 准备粥底

锅中加清水烧开，倒入大米，煮沸后转小火煮1~1.5小时，其间不时搅动。

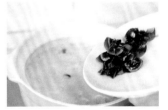

❹ 加食材和调味

将淡菜加入粥底中煮20分钟，加入皮蛋块、葱丝、姜丝稍煮，最后加盐、芝麻油调味。

59

乌鸡山药粥

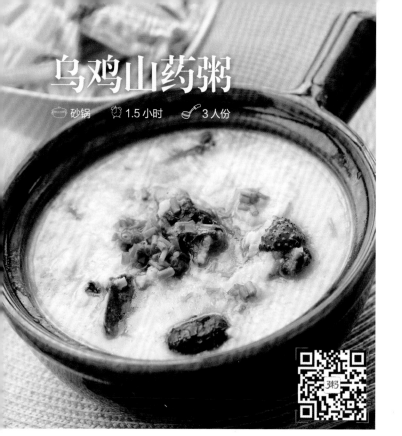

🍲 砂锅　⏱ 1.5 小时　🥄 3 人份

特色

黑黑的乌鸡遇见白白的山药，勺子在砂锅中尽情搅拌，味道便随着时间绽放在了锅里。

粥料

大米	100克
乌鸡	1/2只
山药	1根
红枣	8颗

辅料

清水	1200毫升
葱段	适量
葱花	适量
姜片	适量
盐	适量
植物油	适量

米水比例

1 ：12

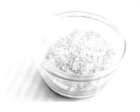

❶ 洗净大米和红枣

大米淘洗干净，浸泡30分钟，捞出沥干水分，加植物油和盐腌30分钟；红枣洗净。

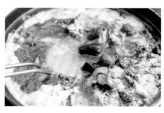

❷ 处理乌鸡

乌鸡洗净切块，入锅，加葱段、姜片和水，大火煮出血沫后捞出，用温水洗净。

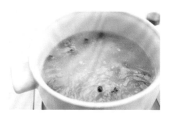

❸ 炖乌鸡

将乌鸡块放入砂锅，加足量清水、红枣、葱段、姜片，大火煮开后转小火煮30分钟。

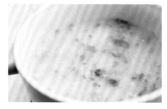

❹ 加食材和调味

大米入汤中，大火煮沸后转小火煮40分钟，加切块的山药煮20分钟，加葱花和盐。

养生 tips

山药有补脾养胃、生津益肺等功效；乌鸡有补肝益肾的功效。经常食用能增强体质，滋补强身。

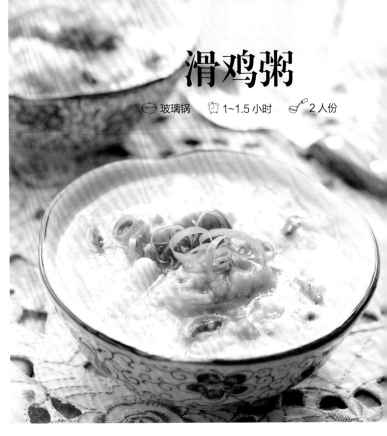

滑鸡粥

🍲 玻璃锅　⏱ 1~1.5 小时　🥄 2 人份

特色

面对胃口不佳的家人，主妇们总会忧心忡忡，不知该做点什么。这时候选择一份滑鸡粥，绵滑润口的粥底加上鲜嫩的鸡肉，我想即使是不爱喝粥的人，也会爱上它的口感。

粥料

大米	100 克
鸡翅中	5 个

辅料

清水	1200 毫升
枸杞子	10 克
葱段	适量
葱花	适量
姜丝	适量
料酒	少许
干淀粉	适量
植物油	适量
生抽	适量
盐	少许
白胡椒粉	适量

米水比例

1 : 12

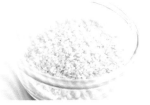

❶ 淘洗大米

大米淘洗干净，浸泡30分钟，捞出沥干水分，加植物油和盐腌30分钟。

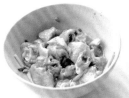

❷ 处理鸡翅中

鸡翅中洗净，切成小块，加入葱段、姜丝、料酒、生抽、干淀粉、植物油，拌匀腌30分钟。

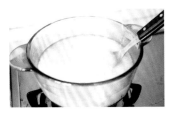

❸ 准备粥底

锅里加足量清水烧开，倒入腌好的大米，大火煮沸后转小火煮1~1.5小时。

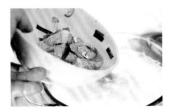

❹ 加鸡翅中

将腌好的鸡翅中放入粥底中煮6分钟至熟，最后加入泡好的枸杞子、葱花、盐、白胡椒粉拌匀即可。

猪蹄花生粥

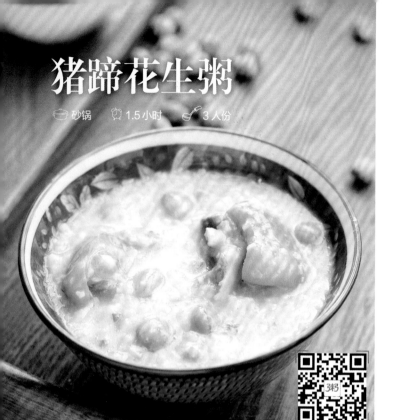

🍲 砂锅　⏱ 1.5小时　🥄 3人份

特色

鲜咸的猪蹄花生粥香味扑鼻，软软糯糯味道好，老人小孩都喜欢。

粥料

大米	100克
猪蹄	400克
花生	60克

辅料

清水	1200毫升
八角	1个
盐	适量
葱段	适量
葱花	适量
姜片	适量
植物油	适量

米水比例

1：12

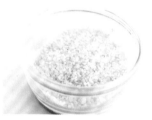

❶ 处理粥料

大米淘洗干净，浸泡30分钟，捞出沥干，加植物油和盐腌30分钟；猪蹄洗净切块。

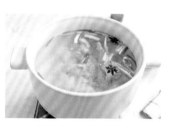

❷ 处理猪蹄

猪蹄煮出血沫，洗净入锅，倒清水加葱段、姜片、八角，大火煮沸后转小火煮至七分熟。

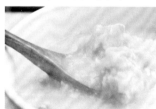

❸ 熬粥

将大米和花生加入煮好的猪蹄中，转小火熬煮1小时至粥软烂黏稠。

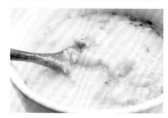

❹ 调味

最后加适量盐、葱花调味即可。

养生 tips

花生富含烟酸，适量食用有利于提升记忆力；猪蹄中含有丰富的胶原蛋白，能增强皮肤弹性和韧性。

特色

牛肉粥太过粗犷，有了豌豆的点缀，显得秀气了不少，有胃口和没胃口的时候煮点来喝都很好。

粥料

大米	100克
牛肉	100克
豌豆	50克

辅料

清水	1200毫升
盐	适量
芝麻油	适量
葱花	适量
姜片	适量
植物油	适量

米水比例

1：12

养生 tips

牛肉含有丰富的蛋白质、维生素以及锌、镁、铁等微量元素，可增强人体免疫力。

豌豆牛肉粥

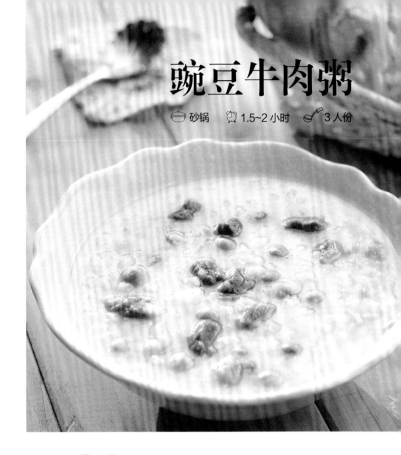

🍲 砂锅　⏲ 1.5~2小时　🥄 3人份

❶ 淘洗大米

大米淘洗干净，浸泡30分钟，捞出沥干水分，加植物油和盐腌30分钟。

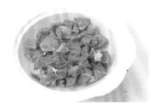

❷ 处理牛肉

牛肉洗净后切小块，用水浸泡2小时，中途换2次水，将牛肉中的血水泡出。

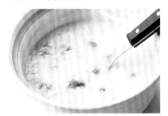

❸ 熬粥

锅里加清水，放牛肉块和姜片，大火煮开，放大米，大火煮沸转小火煮1~1.5小时。

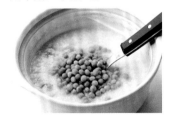

❹ 加豌豆和调味

加入洗净的豌豆煮15分钟至熟软，加入葱花、盐、芝麻油调味即可。

滑蛋牛肉粥

🍲 玻璃锅　　⏱ 1~1.5小时　　🥄 3人份

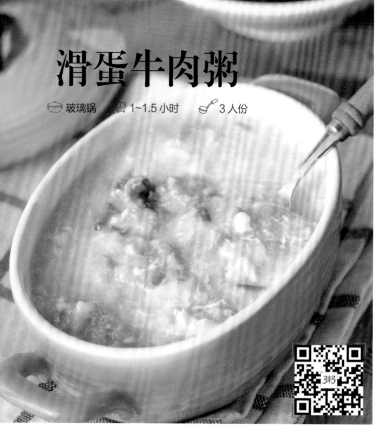

特色

若喜欢吃滑蛋牛肉这道菜，换个花样，加米熬成滑蛋牛肉粥，味道也是极好，牛肉软嫩滑口，粥鲜香味美。

粥料

大米	100克
牛里脊肉	100克
鸡蛋	2个

辅料

清水	1600毫升
植物油	适量
盐	适量
料酒	适量
干淀粉	适量
白胡椒粉	少许
芝麻油	适量
葱花	适量
姜丝	适量

米水比例

1：16

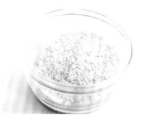

❶ 淘洗大米

大米淘洗干净，浸泡30分钟，沥干水分后加盐和植物油腌30分钟。

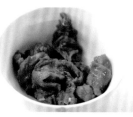

❷ 腌牛肉

牛里脊肉横切成薄片，加料酒、干淀粉、白胡椒粉、植物油抓匀，腌30分钟备用。

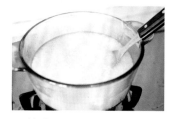

❸ 熬粥

锅里倒入足量清水烧开，放入腌好的大米，大火煮沸后，转小火煮1~1.5小时。

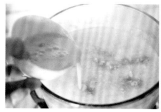

❹ 加食材和调味

放牛肉片和姜丝煮至肉变色，打入鸡蛋液，加盐、葱花、白胡椒粉、芝麻油调味。

养生 tips

这款粥有肉、有蛋，营养丰富，味道更是鲜咸可口。秋冬时节，滋补养生首选此粥，有助于补肺益气。

鸡蛋可能是最家常的食材之一了，清晨熬一碗粥，打个鸡蛋加点牛奶，营养丰富，口感细腻，开启元气满满的一天。

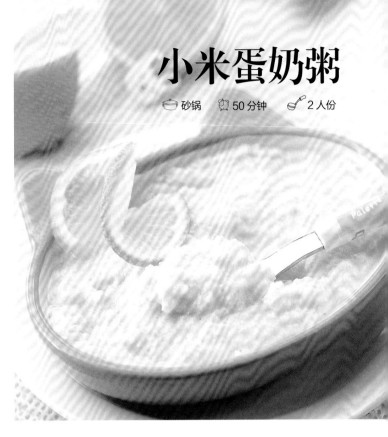

小米蛋奶粥

🍲 砂锅　　⏲ 50分钟　　🥄 2人份

粥料

小米	100克
鸡蛋	2个
牛奶	300毫升

辅料

清水	500毫升
白糖	适量
柠檬	1片

米水比例
1：8

养生
tips

这道粥做法简单又好消化，还含有丰富的蛋白质和钙，不仅是适合幼儿的辅食，也是适合大人的细腻粥品。

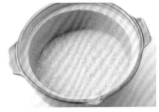

❶ 熬粥

小米淘洗干净，浸泡30分钟，捞出，放入砂锅中，加足量清水，大火煮到小米涨开。

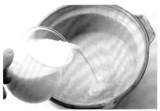

❷ 加牛奶

倒入牛奶，大火煮至小米熟烂。

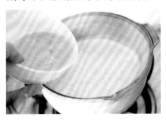

❸ 加鸡蛋

鸡蛋磕入碗中，搅散，淋入小米粥中，搅拌均匀。

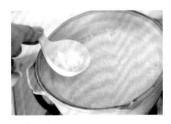

❹ 调味

加适量白糖，再次烧开后盛出，用柠檬片装饰即可。

芦笋肉丸粥

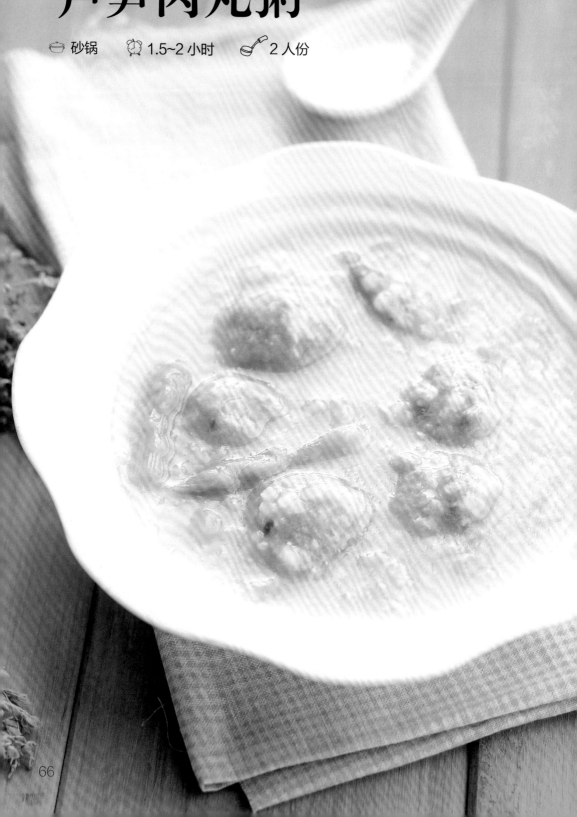

砂锅　　🕐 1.5~2 小时　　🥄 2人份

脆嫩的芦笋让这款粥弥漫着淡淡的清新，加上滑嫩的肉丸，对我来说，这真是一款让满足感大大提升的粥。

粥料

大米	100克
芦笋	4根
猪肉馅	50克

辅料

清水	1300毫升
盐	少许
生抽	适量
鸡蛋清	1/2个
料酒	少许
干淀粉	适量
葱花	适量
姜末	适量
植物油	适量
芝麻油	适量

米水比例

1：13

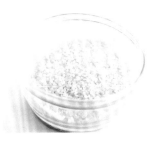

❶ 淘洗大米

大米淘洗干净，浸泡30分钟，沥干水分，加植物油和盐腌30分钟。

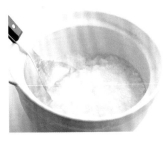

❷ 准备粥底

锅里加清水烧开，倒入大米，大火煮沸后转小火煮1~1.5小时。

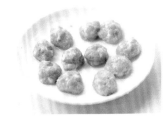

❸ 做肉丸

猪肉馅中加生抽、葱花、姜末、干淀粉、盐、料酒、鸡蛋清，搅拌后做成肉丸。

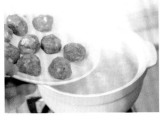

❹ 加肉丸

将做好的肉丸放入粥底中煮10分钟。

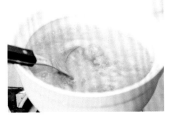

❺ 加芦笋丁

芦笋洗净切丁，加入锅中煮熟，出锅前加盐、芝麻油调味即可。

养生 tips

猪肉中微量元素含量较为丰富，维生素B_1的含量也较高，具有补虚强身、滋阴润燥等功效。粥里再搭配上富含膳食纤维的芦笋，能增进食欲、促进消化。

栗子鸡丝粥

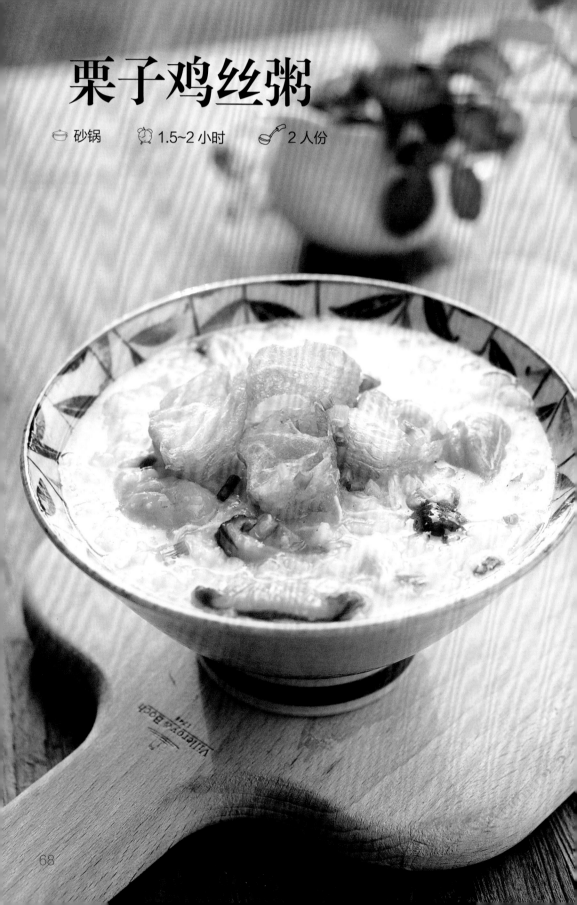

砂锅　　　1.5~2 小时　　　2 人份

特色

板栗和鸡肉就像合作默契的多年老搭档，在日常的餐桌上，时常都能见到它们闪亮登场，而油条和香菇的加入，丰富了这道粥的口感和营养。

粥料

大米	100克
鸡胸肉	1/2块
板栗	100克
干香菇	30克
油条	1根

辅料

清水	1300毫升
葱段	适量
葱花	适量
姜片	适量
姜丝	适量
盐	适量
芝麻油	适量
料酒	适量
植物油	适量

米水比例
1：13

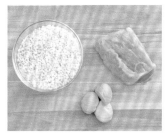

❶ 处理粥料

大米淘洗干净，浸泡30分钟，沥干，加植物油和盐腌30分钟；板栗剥壳取仁；干香菇泡发切丝。

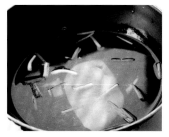

❷ 煮鸡肉

鸡胸肉放入锅中，加水、葱段、姜片、盐、料酒煮熟，捞出沥干后撕成鸡丝。

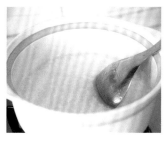

❸ 熬粥

锅里加足量清水烧开，倒入大米和板栗仁，大火煮沸后转小火煮1~1.5小时。

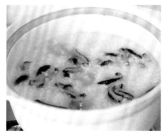

❹ 加香菇

加入香菇丝煮熟，加芝麻油和盐调味。

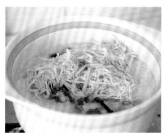

❺ 加鸡丝

加入撕好的鸡丝、葱花、姜丝和切段的油条，拌匀即可。

养生tips

鸡肉中蛋白质的含量较高，氨基酸种类多，而且易消化，很容易被身体吸收。因此，鸡肉有强身健体的作用。板栗具有补肾强腰的功效。

香菇鸡肉粥

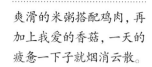

🍲 砂锅　　⏲ 1~1.5 小时　　🥄 2 人份

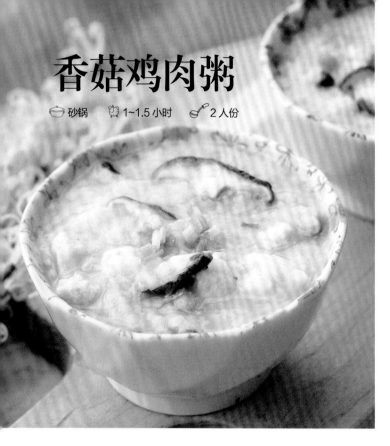

特色

爽滑的米粥搭配鸡肉，再加上我爱的香菇，一天的疲惫一下子就烟消云散。

粥料

大米	100克
鲜香菇	7朵
鸡胸肉	1块

辅料

清水	1200毫升
鸡蛋清	1/2个
干淀粉	适量
植物油	适量
盐	少许
芝麻油	适量
葱花	适量
姜丝	适量
料酒	适量
白胡椒粉	适量

米水比例

1 : 12

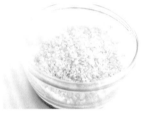

❶ 洗净大米和鲜香菇

大米淘洗干净，浸泡30分钟，沥干水分，加植物油和盐腌30分钟；鲜香菇洗净切片。

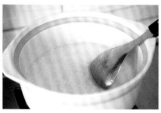

❷ 熬粥

锅里加足量清水烧开，倒入腌好的大米，大火煮沸后转小火煮1~1.5小时。

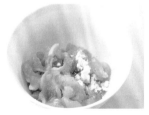

❸ 处理鸡肉

鸡胸肉洗净后切小丁，加盐、料酒、白胡椒粉、鸡蛋清、干淀粉抓匀腌15分钟。

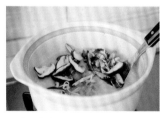

❹ 加食材和调味

将香菇片、鸡肉丁、姜丝加入煮沸的粥底中，熟后加葱花、芝麻油、盐拌匀即可。

养生 tips

香菇鸡肉粥黏稠适口、温补益气，含蛋白质、碳水化合物、钙等多种营养素，有助于增强人体免疫力。

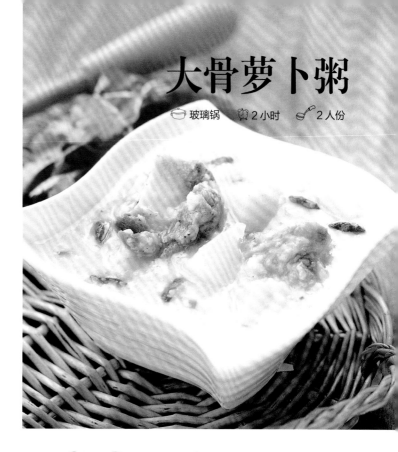

大骨萝卜粥

🍲 玻璃锅   ⏱ 2小时   🥄 2人份

特色

大骨高汤的精华被毫无保留地释放在粥里，与清香的萝卜搭配在一起，看似平凡，实则非常鲜美。

粥料

大米	100克
猪筒骨	500克
白萝卜	1/2根

辅料

清水	1200毫升
枸杞子	20克
葱结	适量
葱花	适量
姜片	适量
盐	适量
植物油	适量

米水比例
1：12

养生 tips

白萝卜具有增进食欲、帮助消化、止咳化痰、除燥生津的作用，对肠胃有很好的调理作用，还能预防感冒。

❶ 洗净大米和枸杞子

大米淘洗干净，浸泡30分钟，沥干水分，加植物油和盐腌30分钟；枸杞子用水泡发。

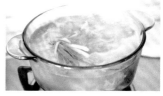

❷ 煮骨头汤

猪筒骨洗净氽烫，锅里倒清水，加猪筒骨、姜片、葱结，大火煮沸后转小火炖1小时。

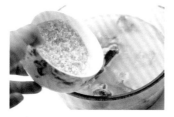

❸ 加大米

放入腌好的大米，大火煮沸后转中小火煮30分钟左右。

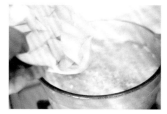

❹ 加白萝卜块

加入切块的白萝卜，煮至粥软烂黏稠，出锅前5分钟放入枸杞子，加盐、葱花调味即可。

生滚滑肉粥

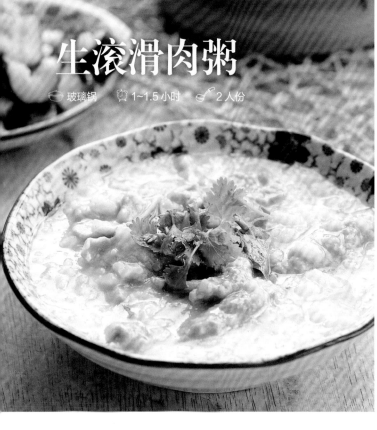

🍲 玻璃锅　⏱ 1~1.5小时　🥄 2人份

特色

小时候，很喜欢吃妈妈做的滑肉，那软嫩鲜美的滑肉片总能让我多吃一些米饭。现在，我把滑肉做在粥里，也深得宝贝的喜欢。

粥料

大米	100克
猪里脊肉	150克

辅料

清水	1300毫升
盐	适量
料酒	少许
干淀粉	适量
白胡椒粉	少许
芝麻油	适量
鸡蛋清	1/2个
葱丝	适量
姜丝	适量
植物油	适量
香菜叶	适量

米水比例

1 : 13

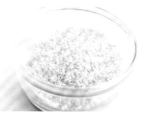

❶ 淘洗大米

大米淘洗干净，浸泡30分钟，沥干水分，加植物油和盐腌30分钟。

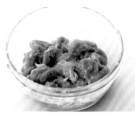

❷ 制作滑肉

猪里脊肉切薄片放入碗内，加鸡蛋清、干淀粉、白胡椒粉、料酒、盐腌15分钟。

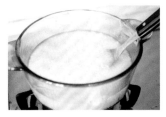

❸ 准备粥底

锅里加足量清水烧开，倒入腌好的大米，大火煮沸后转小火煮1~1.5小时。

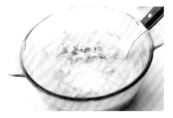

❹ 加肉片和调味

将腌好的肉片放入粥底中煮熟，再放入葱丝、姜丝、盐、芝麻油调味，撒香菜叶。

养生 tips

猪肉含有丰富的蛋白质、钙、铁等营养成分，具有补虚强身的功效。

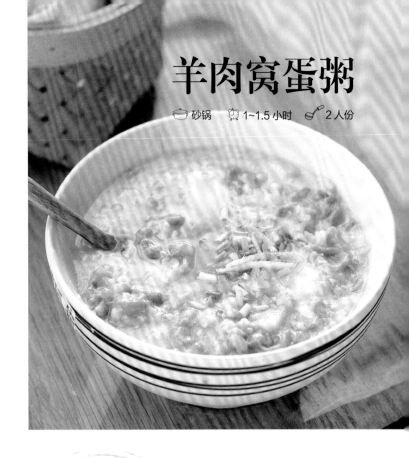

🥘 砂锅　⏱ 1~1.5 小时　🥄 2人份

特色

如果将蔬菜粥比作江南女子，则用羊肉做成的粥，可算得上是塞外姑娘，那口感虽稍显浓烈，却是一款很适合全家人一起食用的暖心暖胃好粥。

粥料

大米	100克
羊肉片	150克
鸡蛋	1个

辅料

清水	1200毫升
生抽	适量
料酒	少许
葱段	适量
葱花	适量
姜丝	适量
白胡椒粉	少许
盐	适量
植物油	适量

米水比例

1 ：12

养生 tips

羊肉有补中益气、滋养脾胃的功效，冬天常食此粥，可御寒补身、温补气血。

❶ 淘洗大米

大米淘洗干净，浸泡30分钟，沥干水分，加植物油和盐腌30分钟。

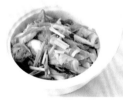

❷ 处理羊肉片

羊肉片加葱段、姜丝、料酒、生抽、白胡椒粉、盐腌15分钟左右。

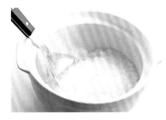

❸ 准备粥底

锅里加足量清水烧开，倒入腌好的大米，大火煮沸后转小火煮1~1.5小时。

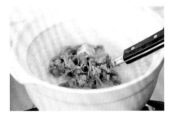

❹ 加羊肉片

羊肉片入粥底中，大火煮至肉片变色、粥底沸腾，打入鸡蛋，加葱花、姜丝调味。

青菜咸肉粥

🍲 玻璃锅　⏱ 1.5~2 小时　🥄 2 人份

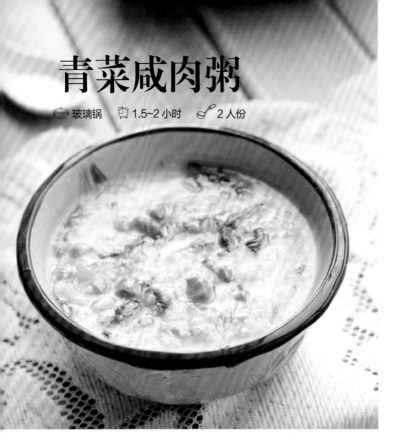

特色

青菜与咸肉就像一对老朋友，总在粥里相遇，鲜香滋味，恰到好处。

粥料

大米	100克
咸肉	30克
青菜	2棵

辅料

清水	1200毫升
葱花	适量
姜丝	适量
植物油	适量
盐	适量
芝麻油	适量

米水比例

1 : 12

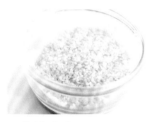

❶ 淘洗大米

大米淘洗干净，浸泡30分钟，沥干水分，加植物油和盐腌30分钟。

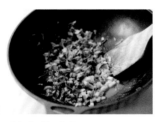

❷ 炒青菜咸肉

青菜洗净切碎，咸肉切粒；热油爆香葱花、姜丝，放咸肉丁炒至断生，加青菜拌匀。

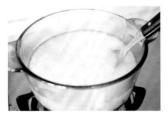

❸ 准备粥底

锅里加足量清水烧开，倒入腌好的大米，大火煮沸后转小火煮1~1.5小时。

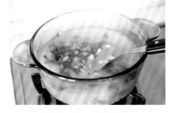

❹ 加青菜咸肉和调味

将炒好的咸肉和青菜加入粥底中煮10分钟，出锅前加适量芝麻油调味即可。

养生 tips

中医认为，青菜性平，味甘，具有通利肠胃、解热除烦、下气消食之功效。

抓一些黄豆，与猪肚一起煮粥，能让你每一口都品尝到惊喜。

黄豆猪肚粥

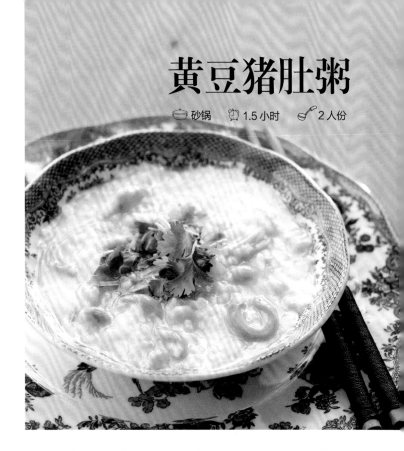

🍲 砂锅　⏱ 1.5 小时　🥄 2 人份

粥料

大米	100克
猪肚	1/2个
黄豆	30克

辅料

清水	1200毫升
葱段	适量
姜丝	适量
白胡椒粉	少许
盐	适量
植物油	适量
香菜叶	适量

米水比例
1 : 12

养生 tips

猪肚含有蛋白质、脂肪、碳水化合物、维生素及钙、铁等，具有补虚损、健脾胃的功效。

❶ 淘洗大米

大米淘洗干净，浸泡30分钟，沥干水分，加植物油和盐腌30分钟。

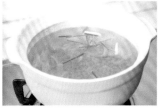

❷ 处理猪肚

猪肚洗净余烫切条，黄豆泡发，一起入锅，加葱段、姜丝，大火煮沸后转小火煮1小时。

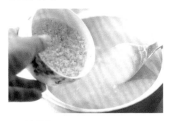

❸ 熬粥

腌好的大米倒入煮好的黄豆猪肚汤里，大火煮沸后转小火，煮至粥软烂黏稠。

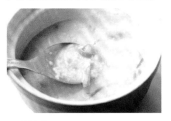

❹ 调味

最后加盐、白胡椒粉调味，撒上香菜叶。

西蓝花肉丸粥

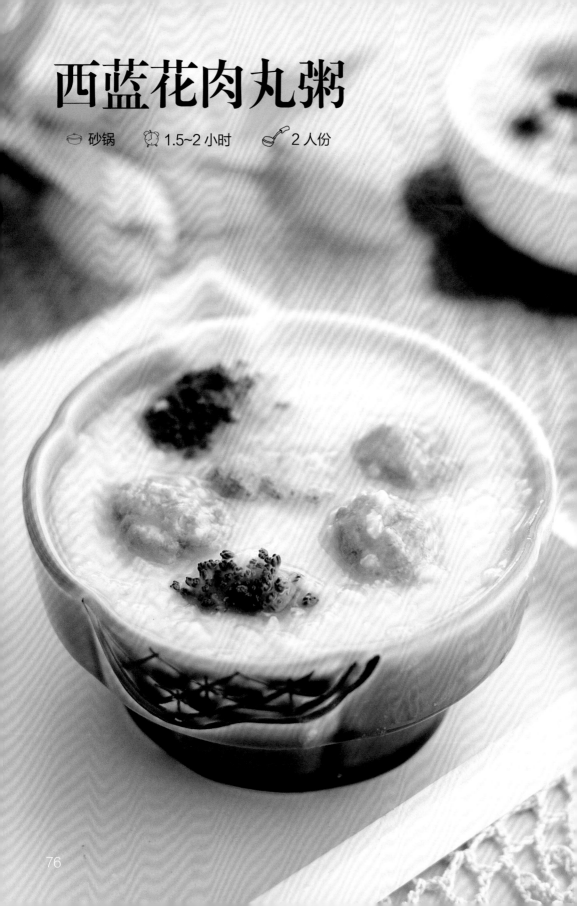

砂锅　　1.5~2 小时　　2 人份

特色

粥中有了肉丸更显得暖意融融，新鲜嫩绿的西蓝花又为它添了几分绿意与生气。天气炎热和食欲不佳的时候，一碗粥和一碟小菜，越简单越满足。

粥料

大米	100克
猪肉馅	1碗
西蓝花	1/2颗

辅料

清水	1200毫升
植物油	适量
干淀粉	适量
葱末	少许
姜末	少许
芝麻油	适量
盐	少许
生抽	适量

米水比例

1 : 12

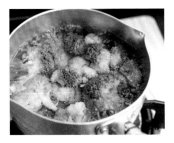
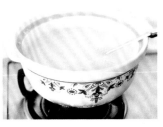

❶ 处理西蓝花

西蓝花洗净，撕朵，放入滚水锅中焯烫，取出沥干水分备用。

❷ 熬粥

将淘洗干净的大米放入锅内，锅内加入清水，大火煮开后转中小火，保持沸腾但不溢出的状态。

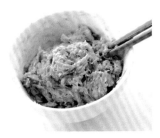
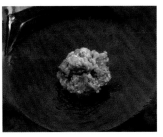

❸ 制作肉丸

猪肉馅中加生抽、葱末、姜末、干淀粉、植物油、盐、芝麻油，用筷子顺一个方向搅拌上劲。

❹ 煮肉丸

取适量肉馅，做成肉丸，锅里加水烧开，将肉丸放入水中，煮熟后捞出。

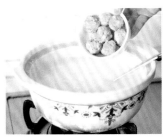

❺ 加食材和调味

等锅里米粒"开花"，粥变得黏稠时，放入肉丸煮5分钟，加焯烫好的西蓝花，煮沸后加盐、芝麻油。

养生 tips

西蓝花口感清爽，味道鲜美，所含营养素十分全面，特别是维生素C含量高，与富含蛋白质、铁的猪肉同食，可增强体质、补血。

滋补羊肉粥

砂锅　🕐 1.5 小时　🥄 3 人份

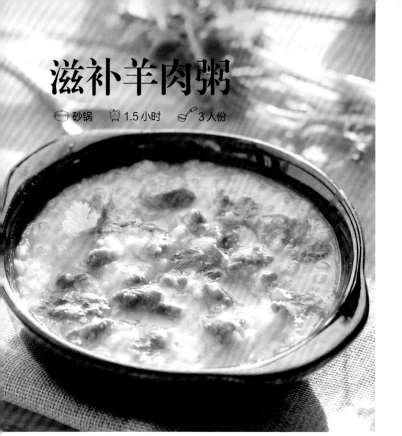

特色

秋冬季节，还有比吃羊肉更应季的吗？既暖了脾胃、散了风寒，又暖了手脚和心。

粥料

大米	100 克
羊肉	200 克

辅料

清水	1200 毫升
葱段	适量
姜片	适量
料酒	少许
植物油	适量
盐	适量
白胡椒粉	少许
香菜叶	适量

米水比例

1：12

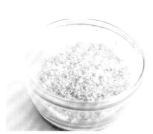

❶ 处理粥料

大米淘洗干净，浸泡30分钟，沥干水分，加植物油和盐腌30分钟；羊肉洗净切片，加盐、料酒腌15分钟以上。

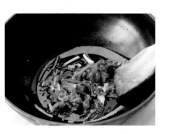

❷ 炒羊肉

锅里倒油烧热，爆香葱段、姜片，放羊肉片煸炒至变色，加水，大火煮沸后撇去浮沫，转小火煮30分钟，捞出备用。

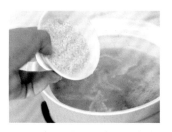

❸ 熬粥

砂锅中加清水烧开，加入大米，小火熬煮1小时至粥软烂黏稠，放入羊肉略煮，加盐、白胡椒粉调味，撒香菜叶。

养生 tips

羊肉是温热的食物，能驱寒、增加免疫力，可暖身、养胃。

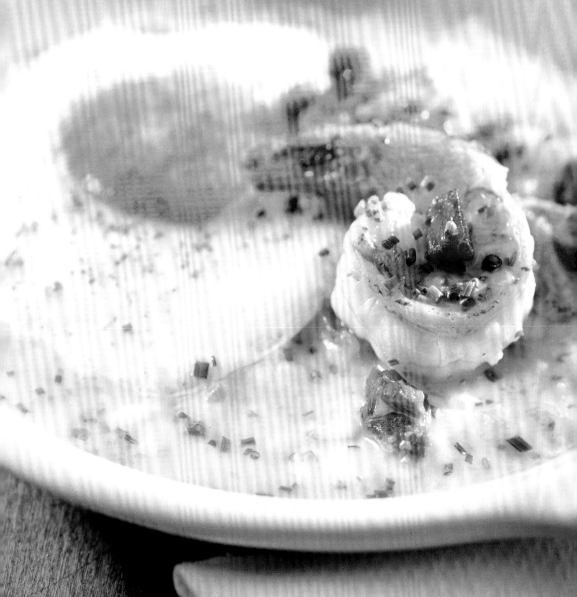

05

/

至味海鲜粥

蛤蜊粥

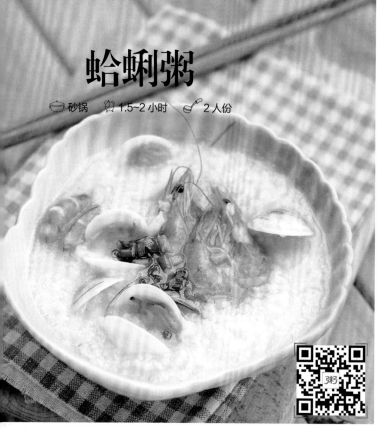

🍲 砂锅　⏲ 1.5~2小时　🥄 2人份

特色

蛤蜊这个鲜美的小尤物,吃到嘴里总是能让人满心欢喜,让原本平淡的粥也多了一丝鲜美。

粥料

大米	100克
蛤蜊	200克
虾	200克

辅料

清水	1200毫升
葱段	适量
姜丝	适量
盐	少许
植物油	适量
料酒	适量

米水比例

1：12

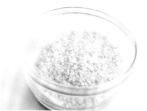

❶ 淘洗大米

大米淘洗干净,浸泡30分钟,沥干水分,加植物油和盐腌30分钟。

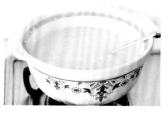

❷ 熬粥

锅里加清水烧开,倒入大米,大火煮沸后转小火煮1~1.5小时。

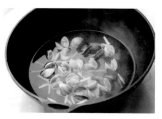

❸ 处理蛤蜊和虾

锅里加水,放入洗净的蛤蜊、葱段、姜丝、料酒、盐,大火煮至蛤蜊张开口;虾去虾线。

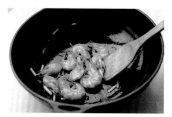

❹ 加食材和调味

爆香葱段、姜丝,倒入虾煸炒至变色,盛出,和蛤蜊一起放入粥中煮5分钟,加盐调味。

养生 tips

蛤蜊含有丰富的钙质及维生素B_{12},而维生素B_{12}与血液代谢密切相关,且有保护心血管的作用。

鲍鱼以富有韧性的质感彰显它的与众不同，即使被融入了粥里，也让人无法忽视它的存在。

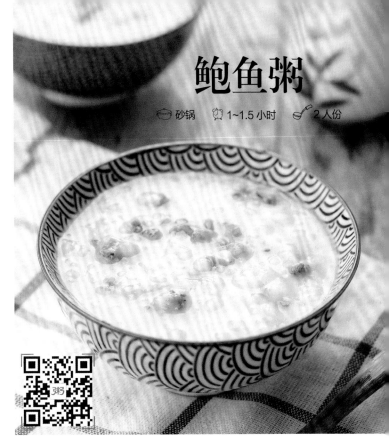

鲍鱼粥

🍲 砂锅　⏲ 1~1.5 小时　🥄 2 人份

粥料

大米	100克
鲍鱼	2只

辅料

清水	1200毫升
植物油	适量
盐	适量
芝麻油	适量
葱花	适量
姜丝	适量

米水比例

1 : 12

鲍鱼肉质柔嫩细滑，滋味极其鲜美，非其他海味所能比拟，被称为"海味珍品之冠"，素有"一口鲍鱼一口金"之说，吃一次就会爱上它。

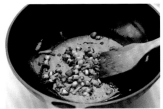

❶ 处理鲍鱼

鲍鱼取肉洗净，切粒；锅里倒植物油烧热，爆香葱花、姜丝，放入鲍鱼煸炒1分钟，盛出。

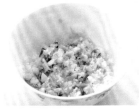

❷ 处理粥料

大米淘洗干净，浸泡30分钟，沥去水分，将炒好的鲍鱼粒与大米拌匀腌30分钟。

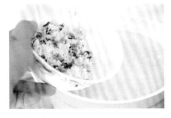

❸ 熬粥

锅里加清水烧开，倒入大米和鲍鱼，大火煮沸后转小火煮1~1.5小时，其间不时搅动。

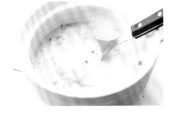

❹ 调味

煮好的粥里加盐、芝麻油调味即可。

三鲜海参粥

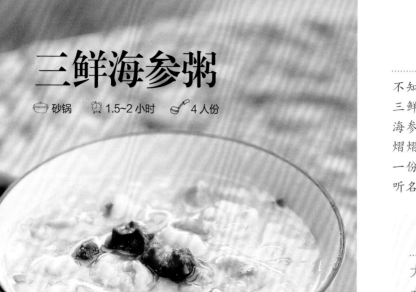

🍲 砂锅　⏲ 1.5~2 小时　🥄 4 人份

特色

不知是多种食材造就了三鲜海参粥，还是三鲜海参粥让每种食材都能熠熠生辉。总之，这样一份食材的聚会，光是听名字也心痒到不行。

粥料

大米	100克
水发海参	150克
虾仁	100克
鸡腿肉	100克

辅料

鸡汤	1300毫升
盐	适量
白胡椒粉	少许
料酒	适量
干淀粉	适量
植物油	少许
葱花	少许
芝麻油	少许

米水比例

1 : 13

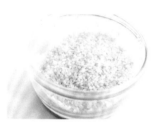

❶ 淘洗大米

大米淘洗干净，浸泡30分钟，沥干水分，加植物油和盐腌30分钟。

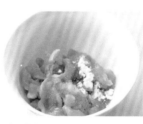

❷ 腌制鸡腿肉、虾仁

鸡腿肉切小块，加盐、料酒、干淀粉腌15分钟；虾仁加白胡椒粉、盐、料酒腌15分钟。

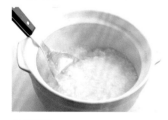

❸ 熬粥

锅里加适量鸡汤烧开，倒入腌好的大米，大火煮沸后转小火煮1~1.5小时。

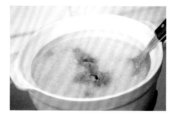

❹ 加食材和调味

放入鸡腿肉煮10分钟，再放虾仁、切丁的海参煮沸，撒葱花，加盐、芝麻油调味。

养生 tips

海参蛋白质含量丰富，含胆固醇低，脂肪含量相对较少，对于中老年人来说，是食疗佳品。

特色

有了虾仁的存在，这款粥就有了灵气，而加入的玉米又好像一把钥匙，瞬间打开美味之门，简单一碗粥就能带来身心愉悦。

粥料

大米	100克
玉米粒	100克
基围虾	100克

辅料

清水	1000毫升
料酒	少许
盐	适量
白胡椒粉	少许
葱花	适量
姜丝	适量
植物油	少许

米水比例
1 : 5

养生 tips

虾仁肉质鲜嫩，对年幼的孩子来说是很美味的食物，而且虾仁中的蛋白质和钙丰富，有助孩子长身体。

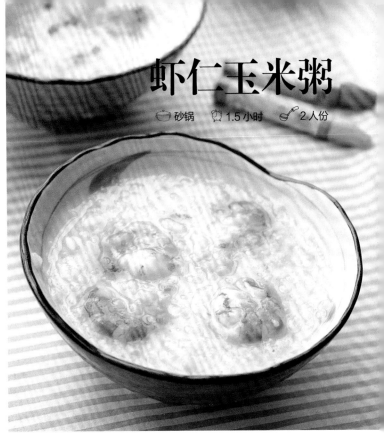

虾仁玉米粥

砂锅　　⏱1.5小时　　🥄2人份

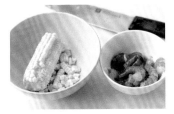

❶ 处理粥料

基围虾取虾仁去虾线，加料酒、盐、白胡椒粉、姜丝腌15分钟。

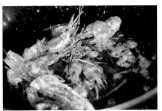

❷ 做虾油

虾头和虾壳控干，锅里倒油烧热，放入虾头和虾壳，熬至油变红，虾壳变酥。

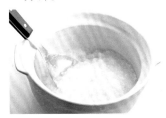

❸ 熬粥

大米淘洗干净后放入砂锅中，加适量清水，大火煮沸后转小火，熬煮至粥黏稠。

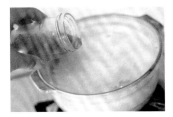

❹ 加食材和调味

加玉米粒煮熟，再加虾仁煮熟，然后淋少许虾油，加盐调味，撒上葱花即可。

草菇鱼片粥

玻璃锅　　1~1.5 小时　　3 人份

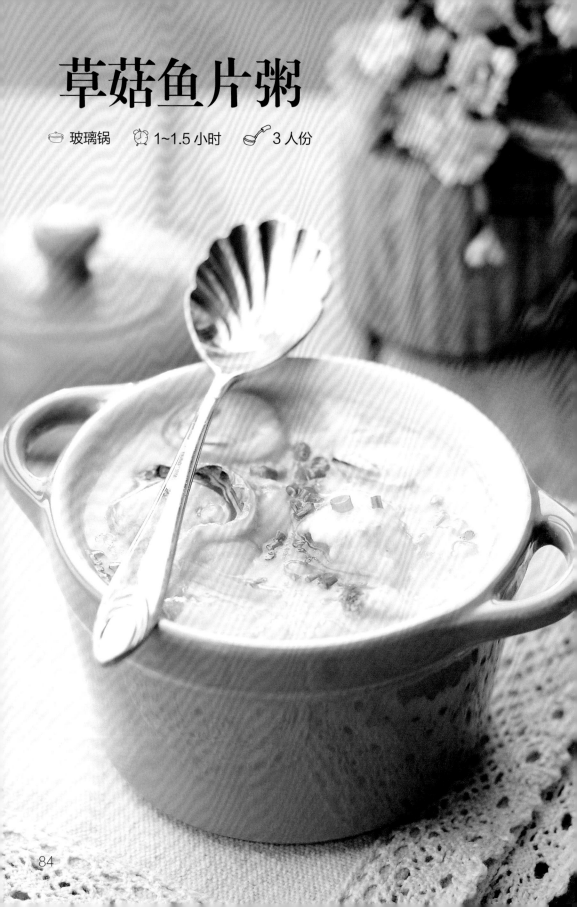

特色

香滑的鱼片与软糯的大米一同咀嚼的感觉，大概就如同丝绸在指尖萦绕，妙不可言。

粥料

大米	100克
草菇	100克
鱼肉	200克

辅料

清水	1200毫升
葱花	适量
姜末	适量
盐	少许
白胡椒粉	适量
鸡蛋清	1/2个
干淀粉	适量
芝麻油	少许
料酒	适量
植物油	适量

米水比例
1：12

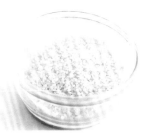

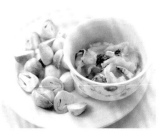

❶ 淘洗大米

大米淘洗干净，浸泡30分钟，沥干水分，加少许植物油和盐腌30分钟。

❷ 处理鱼片

鱼肉斜切片，加盐、料酒、白胡椒粉抓至肉起胶，加鸡蛋清、干淀粉腌15分钟；草菇洗净，对半切开。

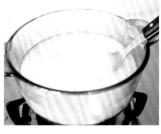

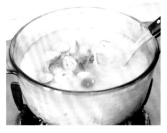

❸ 熬粥

锅里加清水烧开，倒入大米，大火煮沸后转小火煮1~1.5小时。

❹ 加粥料

将处理好的鱼片和切半的草菇放入粥底中煮5分钟。

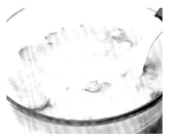

❺ 调味

加入葱花、姜末，最后加盐、芝麻油调味即可。

养生tips

草菇和鱼肉一起熬粥，是爽口又诱人的滑嫩，将鲜美发挥到了极致。鱼肉含有丰富的蛋白质和DHA，可以保护心脑血管，对孩子大脑发育也有很大的帮助。

鸡汁银鱼萝卜粥

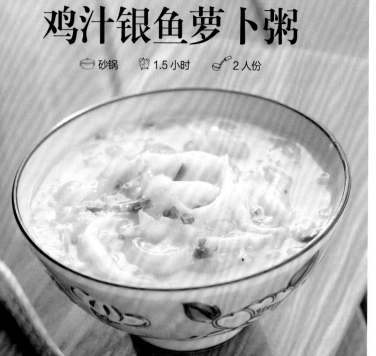

🍲 砂锅　⏲ 1.5 小时　🥄 2 人份

特色

用银鱼来熬粥，比起其他鱼来，优势更明显，少了剔刺的烦扰，而鱼肉该有的滑、嫩、鲜，它却一样不少。

粥料

大米	100克
银鱼	20克
白萝卜	1/2根

辅料

鸡汤	800毫升
盐	适量
植物油	适量
葱花	少许
姜末	少许

米水比例
1 : 8

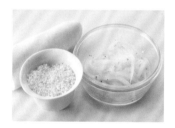

❶ **处理粥料**

将大米淘洗干净，浸泡30分钟，沥干多余水分，加盐和植物油腌30分钟；白萝卜洗净后切丝。

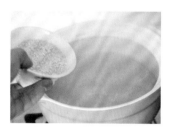

❷ **熬粥**

鸡汤煮开，加入腌好的大米，大火煮沸后转中小火煮至粥软烂黏稠。

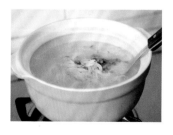

❸ **加食材和调味**

加入白萝卜丝，继续煮10分钟，再加入洗净的银鱼和葱花、姜末，煮至银鱼颜色改变，出锅前加盐调味即可。

养生 tips

银鱼是高钙、高蛋白、低脂肪的鱼类，基本没有大鱼刺，很适合给孩子食用。而且银鱼有很好的滋补作用，适合工作劳累的人食用。

特色

相比其他食材，干贝鲜美的味道更胜一筹，与瘦肉一起熬粥，美味加倍，尝过一口就再也停不下来。

粥料

大米	100克
干贝	20粒
瘦肉	200克
油条	1根

辅料

清水	1200毫升
盐	适量
葱花	适量
料酒	少许
植物油	适量
芝麻油	适量

米水比例

1 : 12

养生 tips

干贝滋阴补肾，富含蛋白质、锌、钙、铁等营养元素，营养价值较高，适量食用干贝有助改善脾胃虚弱。

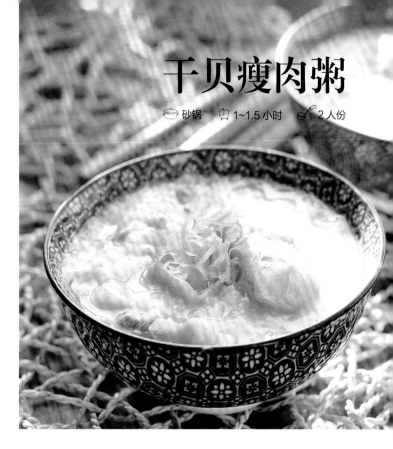

干贝瘦肉粥

🍲 砂锅　⏱ 1~1.5小时　🥄 2人份

❶ 处理粥料

大米淘洗干净，浸泡30分钟，沥干水分，加少许植物油和盐腌30分钟；干贝提前用料酒、温水浸泡1小时；瘦肉洗净切丁。

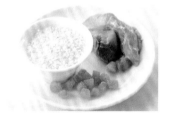

❷ 熬粥

锅里加足量清水烧开，倒入肉丁、干贝和腌好的大米，大火煮沸后转小火煮1~1.5小时，其间不时搅动。

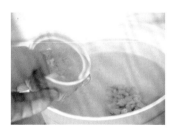

❸ 调味

根据个人口味撒上适量葱花，加盐、芝麻油调味，最后加入切段的油条。

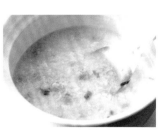

丝瓜虾球粥

砂锅　　1.5~2 小时　　2 人份

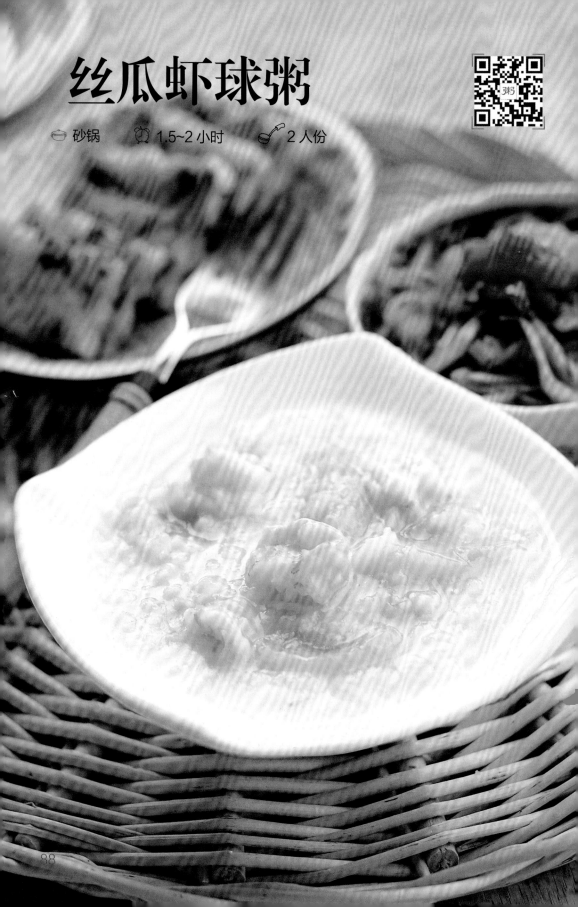

特色

白玉般的粥中，点点碎红和翠绿，不仅颜色好看，香气更是直沁心脾。送入嘴里那一口鲜，立刻带来身心愉悦。

粥料

大米	100克
丝瓜	1根
基围虾	250克

辅料

清水	1200毫升
葱花	适量
姜末	适量
鸡蛋清	1个
干淀粉	适量
盐	少许
芝麻油	适量
植物油	适量

米水比例

1：12

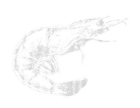

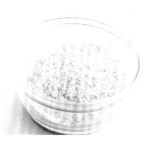

❶ 淘洗大米

大米淘洗干净，浸泡30分钟，沥干水分，加植物油和盐腌30分钟。

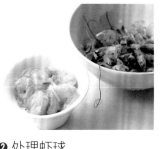

❷ 处理虾球

虾剥壳去虾线，背划一刀取虾仁，加葱花、姜末、盐、鸡蛋清、干淀粉腌15分钟。

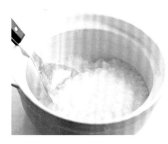

❸ 准备粥底

锅里加清水烧开，倒入腌好的大米，大火煮沸后转小火煮1~1.5小时。

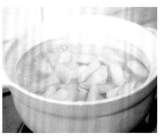

❹ 加丝瓜

丝瓜去皮后切成块，放入煮好的粥底中，煮至丝瓜变软。

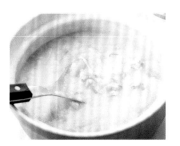

❺ 放虾仁

放入虾仁，煮至虾仁变色，加少许盐、芝麻油调味即可。

养生tips

虾是一种高营养价值的食物，其蛋白质含量非常丰富，维生素A和钙含量也比较高。另外，虾的肉质细嫩，口感较好又容易消化吸收。

西蓝花鱼丸粥

🍲 砂锅　⏲ 1.5~2 小时　🥄 3人份

特色

对爱吃鱼肉的人来说，一口一个鲜嫩弹牙的鱼丸，再吃一口清脆鲜甜的西蓝花，感觉特别满足。

粥料

大米	100克
西蓝花	1小朵
草鱼肉	300克
胡萝卜	1/2根

辅料

清水	1300毫升
葱花	适量
盐	少许
料酒	少许
植物油	适量
白胡椒粉	少许
白糖	少许
芝麻油	适量

米水比例

1 : 13

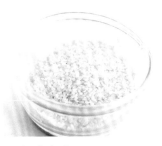

❶ 淘洗大米

大米淘洗干净，浸泡30分钟，沥干水分，加少许植物油和盐腌30分钟。

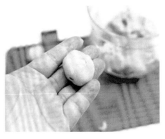

❷ 做鱼丸

草鱼肉去皮，打成鱼泥，加盐、白糖、料酒、白胡椒粉、葱花，用筷子搅拌上劲，制成鱼丸。

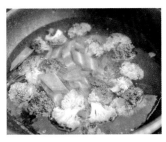

❸ 处理蔬菜

西蓝花掰小朵，胡萝卜切片，锅里加盐和植物油煮开，入锅焯烫后过冷水。

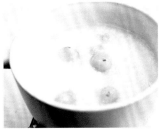

❹ 准备粥底

锅里加足量清水烧开，放大米，大火煮沸后转小火煮1~1.5小时。

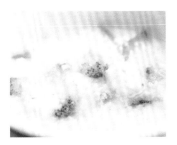

❺ 加食材和调味

煮沸后放鱼丸煮熟，再放西蓝花和胡萝卜片，加盐和芝麻油调味。

养生 tips

西蓝花的营养成分十分全面，鱼肉味道鲜美，孩子常吃西蓝花鱼丸粥，可促进生长、维持牙齿及骨骼健康、保护视力、提高记忆力。

海鲜粥

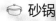 砂锅　　 1.5~2 小时　　 2 人份

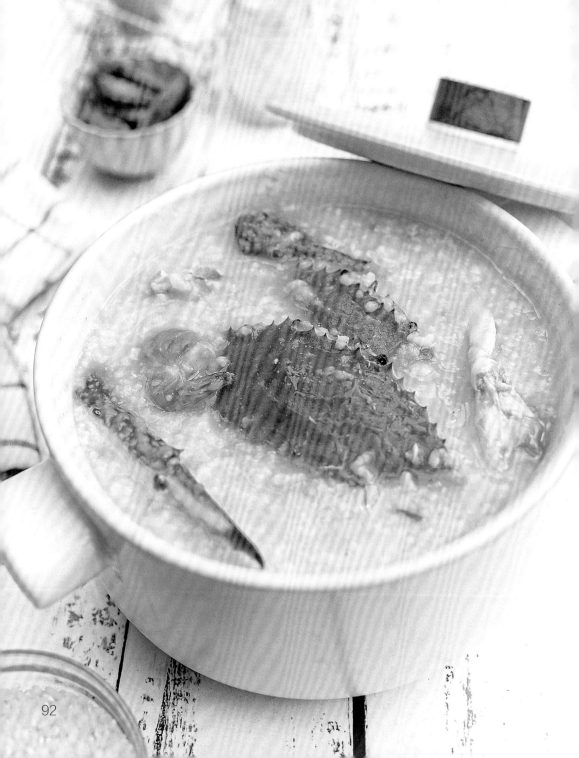

特色

金秋时节是梭子蟹肥美的时候，威风凛凛的"铁钳将军"入了粥、进了胃，最后牵动你的心，让人念念不忘。

粥料

大米	100克
梭子蟹	1只
虾	100克
芹菜	4根

辅料

清水	1400毫升
姜片	适量
葱花	适量
盐	适量
白胡椒粉	少许
植物油	适量

米水比例
1：14

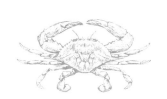

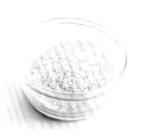

❶ 处理粥料

大米淘洗干净，浸泡30分钟，沥干水分，加少许植物油和盐腌30分钟；梭子蟹、虾和芹菜洗净。

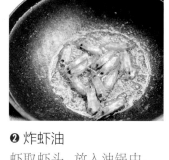

❷ 炸虾油

虾取虾头，放入油锅中，炸至虾头变红变脆，捞出虾头，留虾油。

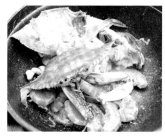

❸ 炒虾蟹

梭子蟹对半切开，虾去虾线；锅中放姜片爆香，放入梭子蟹和虾，炒出香味后盛出。

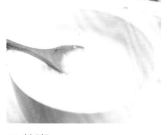

❹ 熬粥

锅里加足量清水烧开，倒入腌好的大米，大火煮沸后转小火煮1~1.5小时，其间不时搅动。

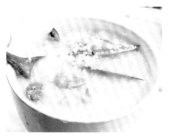

❺ 加食材和调味

将海鲜和切碎的芹菜放入锅内，混合均匀后同煮片刻，最后撒上葱花，加盐、白胡椒粉调味即可。

养生 tips

梭子蟹可以健脾养胃、活血化瘀，还有滋阴润泽的作用，经常吃些梭子蟹有强筋骨的效果。早晨喝上这样一碗鲜美且富含蛋白质的粥，一整个上午都会精力充沛。

田园鲜虾蔬菜粥

🍲 砂锅　⏰ 1.5~2 小时　🥄 3 人份

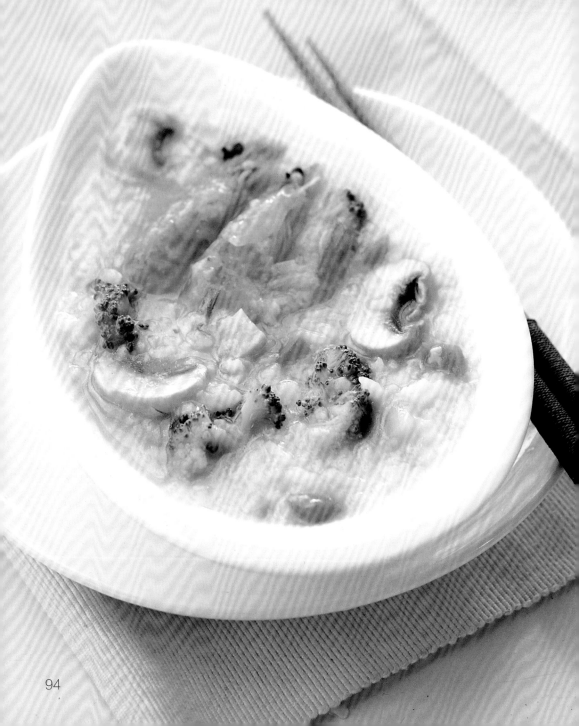

特色

有虾有蔬菜的粥，端在手中，光是看着都很享受。吃在嘴里，品尝各种食材交融带来的鲜香，似乎没有比这个更美的事儿了。

粥料

大米	100克
虾	10只
西蓝花	100克
口蘑	5个
胡萝卜	1/2根

辅料

清水	1300毫升
盐	适量
芝麻油	适量
葱花	适量
姜末	适量
植物油	适量

米水比例
1：13

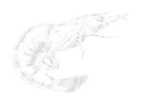

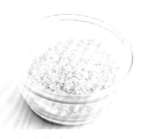

❶ 淘洗大米

大米淘洗干净，浸泡30分钟，沥干水分，加少许植物油和盐腌30分钟。

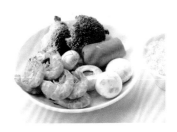

❷ 处理食材

胡萝卜洗净切成丁；口蘑切片；西蓝花焯烫好；虾炒好备用。

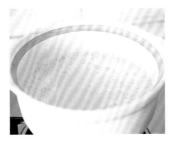

❸ 熬粥

锅里加清水烧开，倒入腌大米，大火煮沸后转小火煮1~1.5小时。

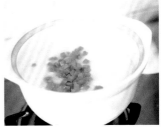

❹ 加胡萝卜丁

将胡萝卜丁放入白粥中煮10分钟。

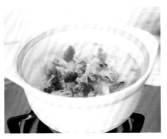

❺ 加食材和调味

加入口蘑片、虾、葱花、姜末煮5分钟，然后放入西蓝花，最后加盐、芝麻油调味。

养生 tips

这款粥综合了多种蔬菜的营养，因为有了虾的存在，这款粥就有了鲜味。富含蛋白质、钙、硒的虾仁，营养和口感都很丰富，配色也赏心悦目。这是一款高颜值、暖心暖胃的粥品。

生滚鱿鱼粥

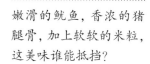

🍲 玻璃锅　⏱ 1.5小时　🥄 2人份

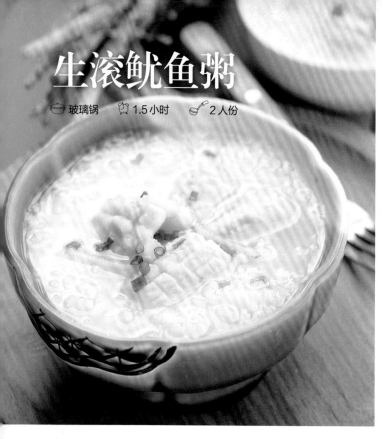

特色

嫩滑的鱿鱼，香浓的猪腿骨，加上软软的米粒，这美味谁能抵挡？

粥料

大米	100克
猪腿骨	250克
鱿鱼	1只

辅料

清水	1200毫升
葱段	适量
葱花	适量
姜丝	适量
盐	适量
生抽	适量
白胡椒粉	少许
植物油	适量
香菜末	少许

米水比例

1 : 12

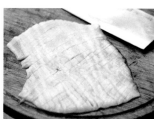

❶ 处理粥料

鱿鱼处理后斜切成花刀，加盐、生抽腌15分钟；大米淘洗干净，加植物油和盐腌30分钟。

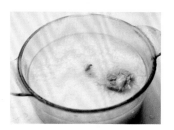

❷ 熬粥

猪腿骨入锅，煮出血沫后捞出，锅中换清水，放入猪腿骨和大米，大火煮沸后转小火熬煮1小时。

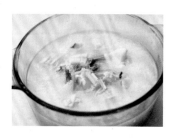

❸ 加食材和调味

捞出粥里的猪腿骨，放入鱿鱼片和葱段、姜丝，煮沸后关火，加盐调味，撒上香菜末、葱花、白胡椒粉拌匀即可。

养生 tips

鱿鱼富含蛋白质和铁，对骨骼发育和造血十分有益，有助于预防贫血。

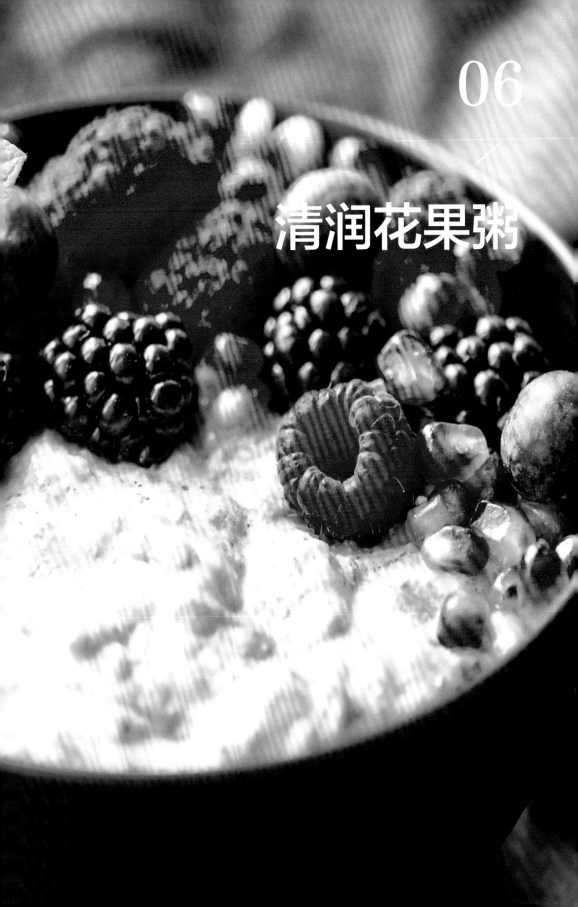

06

清润花果粥

百合雪梨粥

🍲 玻璃锅　⏲ 1.5 小时　🥄 2 人份

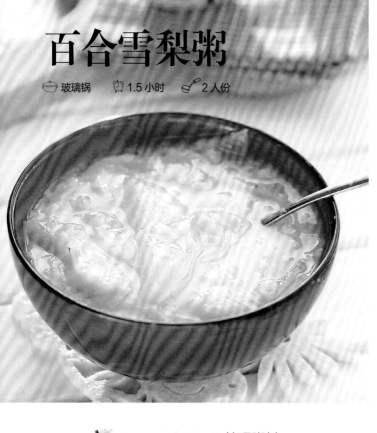

特色

白玉般的梨肉与花瓣般的百合融合在粥里，熬成入口即化的美食，无声地滋润你的身心。

粥料

大米	100克
百合	1/2头
雪梨	1个

辅料

清水	1300毫升
冰糖	适量

米水比例

1：13

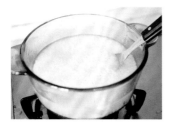

❶ 处理粥料

大米淘洗干净，用清水浸泡30分钟，捞出沥干；雪梨削皮切成片；百合洗净后剥成片备用。

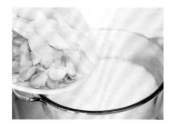

❷ 熬粥

锅里加足量清水烧开，倒入泡好的大米，大火煮沸后转小火煮1小时，其间不时搅动以防粘锅，煮至粥软烂黏稠。

❸ 加食材和调味

加入雪梨和百合，继续煮20分钟，出锅前加少许冰糖调味即可。

养生
tips

雪梨味甘、性寒，具有生津润燥、清热化痰的功效，特别适合在秋季煮水或熬粥食用。此外，雪梨还有降血压和养阴清热的作用，配上百合和冰糖，功效会更显著。

特色

无花果无疑是夏天的宠儿，煮好的无花果粥，每一口都饱含着无花果的香气，送入口中之时，所有的酷热难耐刹那间就烟消云散了。

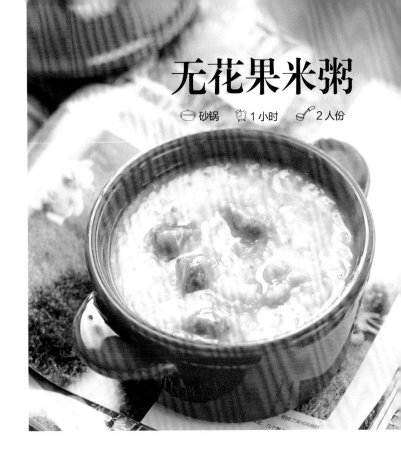

无花果米粥

🍲 砂锅　⏲ 1小时　🥄 2人份

粥料

大米　　　100克
无花果干　80克

辅料

清水　1000毫升
冰糖　　　适量

米水比例
1：10

❶ 处理粥料

大米淘洗干净，提前浸泡30分钟，捞出沥干水分；无花果干冲洗干净，切成小块备用。

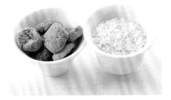

❷ 熬粥

锅里倒入足量清水煮沸，放入泡好的大米，大火煮沸后转小火煮至米粒"开花"，再放入无花果块继续煮至粥软烂黏稠。

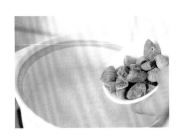

养生 tips

无花果味甘，性平，含有丰富的氨基酸和多种维生素，能补脾益胃，润肺利咽，润肠通便。

❸ 调味

出锅前根据个人口味添加适量冰糖调味即可。

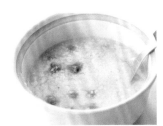

菊花绿豆粥

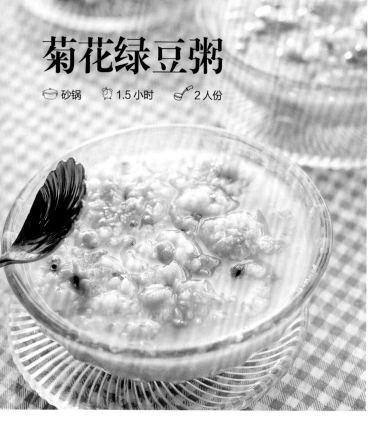

🍲 砂锅　　⏱ 1.5 小时　　🥄 2 人份

特色

比起其他种类的花朵，菊花入菜更常见，夏秋季节，用这碗清润的菊花绿豆粥缓解一下燥热真是再舒服不过了。

粥料

大米	100克
绿豆	50克

辅料

清水	1200毫升
贡菊	适量
冰糖	适量

米水比例

1 ： 12

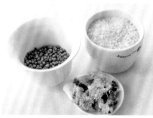

❶ 处理粥料

准备好贡菊；绿豆洗净后浸泡2小时；大米淘洗干净，浸泡30分钟，捞出沥干水分。

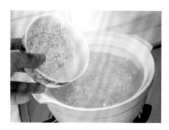

❷ 熬粥

锅里倒入足量清水煮沸，放入泡好的绿豆和大米，大火煮开后转小火煮约1.5小时至粥软烂黏稠。

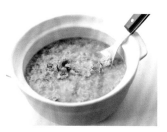

❸ 加贡菊和调味

粥煮好后，加入贡菊拌匀，食用时根据个人口味添加适量冰糖即可。

养生 tips

绿豆味甘、性寒，有清热下火、止渴、利尿的功效，与菊花一起熬粥，有助于解暑降燥。

特色

山楂粥酸酸甜甜的，吃起来很爽口，让一碗平凡的米粥变得诱人，吃了一口忍不住想着下一口。

粥料

大米	50克
糯米	50克
山楂干	30克

辅料

清水	1200毫升
冰糖	适量

米水比例

1 : 12

养生
tips

这款酸甜的山楂粥，不仅可以开胃、消脂、健脾胃，还具有养颜美容的功效。

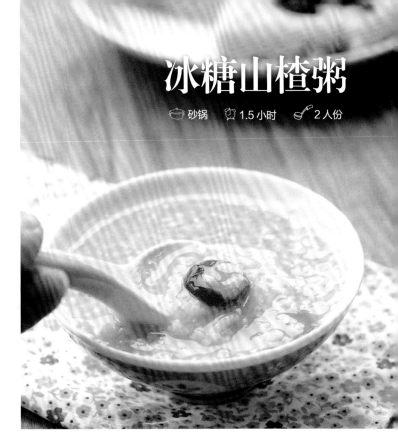

冰糖山楂粥

🍲 砂锅　　⏲ 1.5 小时　　🥄 2 人份

❶ 处理粥料

大米淘洗干净，浸泡30分钟，捞出沥干水分备用；将糯米洗净，提前浸泡一夜。

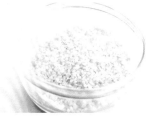

❷ 煮山楂水

锅里倒入足量清水，大火煮开后倒入山楂干，煮15分钟后捞出山楂。

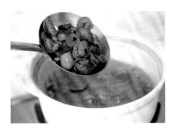

❸ 熬粥

山楂水中加入泡好的大米、糯米，转中小火熬煮1小时，至粥软烂黏稠，粥煮好后，加入冰糖煮至溶化即可。

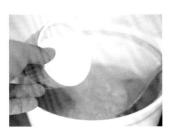

水果甜粥

🍲 不粘锅　　⏲ 50分钟　　🥄 2人份

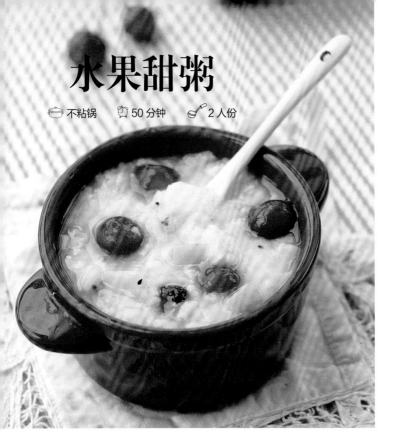

特色

一碗白粥太过普通，在熬好的粥里加点水果做装点，即使是在平凡的日子，空气里也多了丝甜蜜气息。

粥料

大米	50克
梨	1/2个
猕猴桃	1个
红枣	7颗
樱桃	1把

辅料

清水	600毫升
冰糖	适量

米水比例

1：12

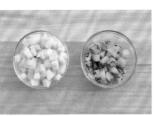

❶ 处理粥料

大米淘洗干净，提前浸泡30分钟；梨、猕猴桃洗净后削皮去核切丁，红枣、樱桃洗净去核备用。

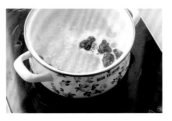

❷ 熬粥

锅里放入大米和红枣，加适量清水，用大火煮沸再转中小火熬煮成粥。

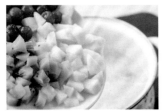

❸ 加水果

往锅里倒入梨丁、猕猴桃丁和樱桃。

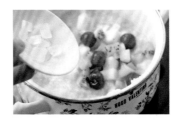

❹ 调味

出锅前根据个人口味加入适量冰糖，煮沸即可。

养生 tips

猕猴桃含有丰富的维生素C和钾等营养元素。女性可常喝此粥，有助美容养颜，令肌肤白皙。

椰香芒果紫米粥

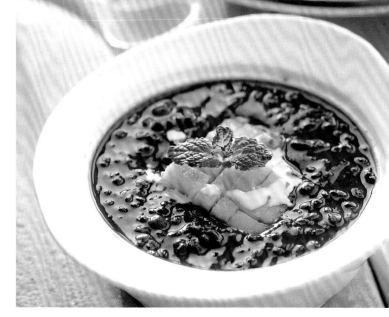

🍲 砂锅　⏱ 1~1.5小时　🥄 3人份

特色

将芒果堆叠在紫米粥上，再淋上椰汁，如此美妙的相遇，颜值自不必多说，口味也别具一格，让人忍不住多吃几口。

粥料

紫米	150克
椰汁	100克
芒果	适量

辅料

清水	1300毫升
冰糖	适量

米水比例

1：9

养生 tips

紫米营养丰富，能滋阴补肾、健脾暖胃。椰汁含蛋白质、维生素和人体所需的微量元素，经常饮用可以滋润皮肤，具有养颜美容的作用。

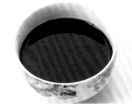

❶ 浸泡紫米

紫米洗净，提前浸泡2小时以上。

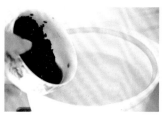

❷ 煮白粥

锅里加足量清水烧开，倒入泡好的紫米，大火煮沸后转小火，熬煮1~1.5小时至紫米软烂黏稠。

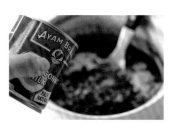

❸ 加椰汁

倒入椰汁，再加入适量冰糖，煮至冰糖溶化。

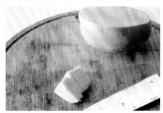

❹ 加芒果

将芒果去皮切小块，放入紫米粥中，再淋少许椰汁即可。

山楂红枣粥

砂锅　　1.5~2 小时　　2 人份

特色

温暖是这款粥给人的第一印象，粥品红红的色泽就像是落日的余晖映照在云朵上，让人觉得暖意融融。

粥料

大米	100克
山楂干	15克
莲子	20克
红枣	6颗

辅料

清水	1200毫升
红糖	适量

米水比例

1：12

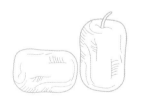

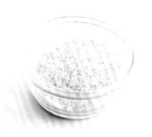

❶ 淘洗大米

大米淘洗干净，提前浸泡30分钟，捞出沥干水分。

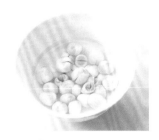

❷ 泡发莲子

将莲子泡发2小时，摘去莲心。

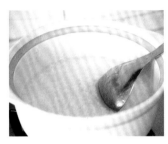

❸ 熬粥

锅里倒入足量清水烧开，放入大米，大火煮沸后转中小火熬煮30分钟，其间不时搅拌，以防粘锅。

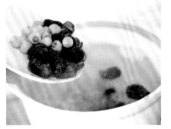

❹ 加食材

锅中加入红枣、莲子和山楂干，继续熬煮1~1.5小时。

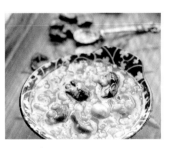

❺ 调味

食用时根据个人口味添加适量红糖调味即可。

养生tips

山楂是公认的开胃佳品，酸甜适口，足以化解诸多不适。红枣具有良好的补益作用，与莲子、山楂和大米同煮成粥食用，具有补脾养胃、养心安神、养颜美容等功效。

玫瑰红豆粥

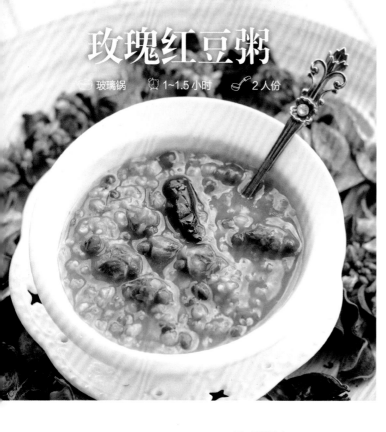

🍲 玻璃锅　⏱ 1~1.5 小时　🥄 2人份

特色

爱美之人都知道，常吃点红豆，或者喝点玫瑰花茶，都会让人越来越美，当花与滋补的红豆相遇，美容养颜的效果更加显著。

粥料

糙米	50克
红豆	30克
红枣	8颗

辅料

清水	1000毫升
玫瑰花	10克
冰糖	适量

米水比例
1 : 13

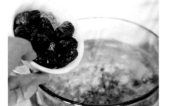

❶ 处理粥料

糙米和红豆洗净，提前浸泡一夜备用；红枣洗净，去核。

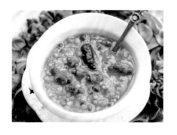

❷ 熬粥

锅里倒入足量清水烧开，放入红豆、糙米和红枣，大火煮沸后转小火熬煮1~1.5小时，煮至粥软烂黏稠。

❸ 加玫瑰花和调味

出锅前5分钟加入玫瑰花，食用时加冰糖，搅拌均匀即可。

养生 tips

玫瑰花能调节女性的气血，让面色红润。红豆加上温补的红枣和糙米，对女性有很好的滋补作用。

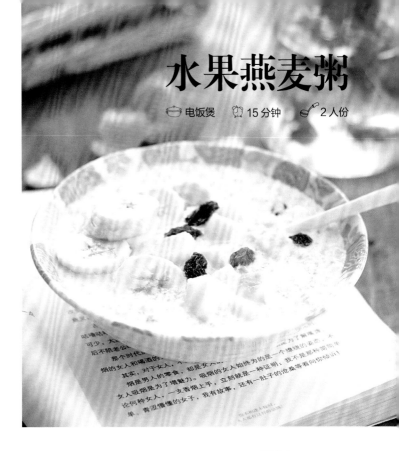

水果燕麦粥

🍲 电饭煲　　⏱ 15分钟　　🥄 2人份

特色

牛奶和水果的加入，使这款粥有了甜品的感觉。想有个美好的清晨，只需花一点时间准备一碗奶香水果燕麦粥，闲适的清晨就能从此开始。

粥料

即食燕麦片 35克

牛奶　　　210毫升

苹果　　　　适量

香蕉　　　　适量

葡萄干　　　适量

米水比例

1：6

养生 tips

这是一款很好的美味减肥粥，热量低，富含膳食纤维、维生素C、钙等营养元素。香蕉可以促进肠胃蠕动，有效预防便秘。此外，香蕉对于胃肠道胀气也有一定的缓解作用。

❶ 处理粥料

苹果洗净切小块；香蕉剥皮切圆片；葡萄干洗净备用。

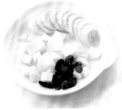

❷ 煮燕麦片

锅里倒入牛奶，再加入燕麦片，煮至微微沸腾后关火闷3分钟。

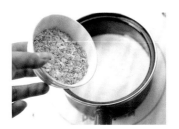

❸ 加食材

盛入碗中，撒上水果丁和葡萄干即可。

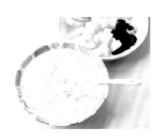

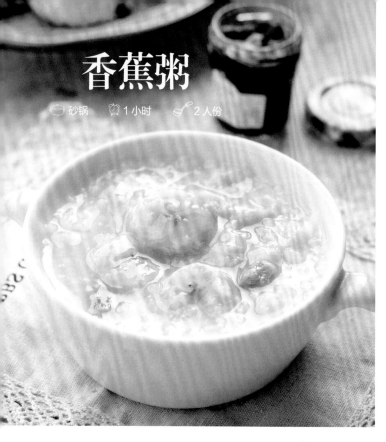

香蕉粥

砂锅　　　1小时　　　2人份

特色

眼光跳过冰箱里琳琅满目的食材，来到餐桌上的水果盘里，香蕉甜蜜芳香，用来煮粥，软糯香甜。生活原本就没有那么多条条框框，随心搭配的粥也是别具风味。

粥料

大米	100克
香蕉	2根
葡萄干	30克

辅料

清水	1200毫升
冰糖	适量

米水比例
1：12

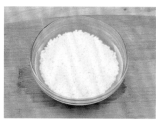

❶ 淘洗大米

将大米提前淘洗干净，浸泡30分钟，捞出沥干水分。

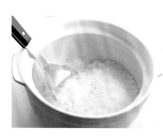

❷ 熬粥

锅里加足量清水烧开，倒入大米，大火煮沸后转中火煮1小时，其间不时搅拌以防粘锅，煮至粥软烂黏稠。

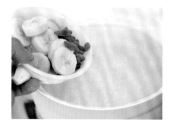

❸ 加水果和调味

加入切片的香蕉和葡萄干稍煮一下，出锅前根据个人口味添加冰糖调味即可。

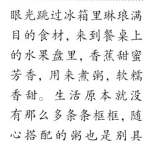

养生 tips

熟香蕉有润肠通便、润肺止咳、改善食欲和助消化的作用；香蕉中富含钾、镁等微量元素，可有效改善紧张情绪、降低疲劳感，平时工作压力大的人可经常食用。

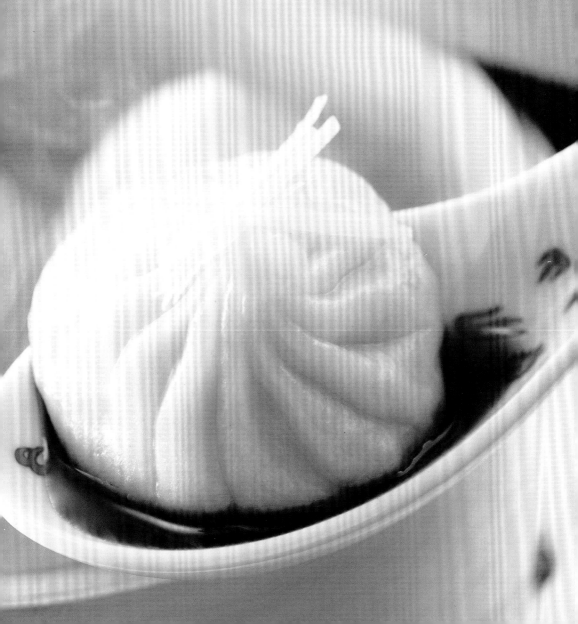

07

喝粥妙搭

蛋煎馒头片

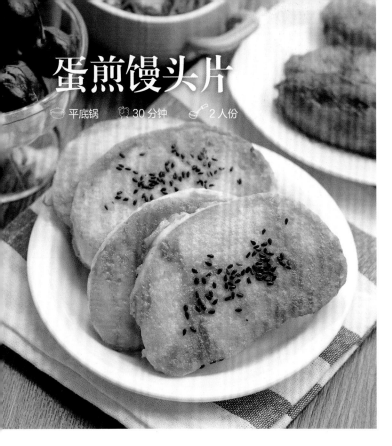

🍳 平底锅　⏱ 30分钟　🥄 2人份

特色

家里有多余的馒头,可拿来做蛋煎馒头片。简单调味,有了鸡蛋和黑芝麻的香气,口感和口味都是满分。

主料

馒头	1个
鸡蛋	2个

辅料

植物油	适量
熟黑芝麻	适量
盐	适量

佐粥

五谷杂粮粥
清新蔬菜粥

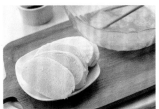

❶ 处理食材

鸡蛋加适量盐打散成蛋液,再将馒头切成厚约1厘米的馒头片。

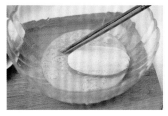

❷ 裹蛋液

将馒头片放入蛋液中,均匀地裹上一层蛋液。

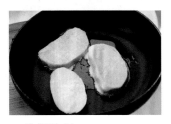

❸ 煎馒头片

平底锅倒油烧热,放入裹上蛋液的馒头片。

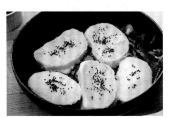

❹ 撒黑芝麻

馒头片上撒上熟黑芝麻,中小火煎至两面金黄即可。

养生 tips

喝粥的时候,搭配一份蛋煎馒头片,不仅能增加饱腹感,还能获取蛋白质、卵磷脂、维生素A等多种营养。

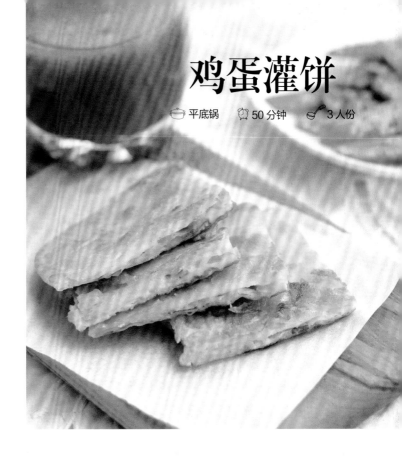

鸡蛋灌饼

🍲 平底锅　⏱ 50分钟　🥄 3人份

特色

经典的中式早餐，每一口都是又香又脆，始终能唤起我最原始的食欲。

主料

中筋面粉	300克
鸡蛋	3个

辅料

清水	180毫升
盐	少许
椒盐	适量
葱花	适量
植物油	适量

油酥材料

植物油	15克
中筋面粉	15克

佐粥

五谷杂粮粥
清新蔬菜粥

养生 tips

面食是养胃的食物，而鸡蛋又是健脑益智的家常食材；虽然食材简单，却很美味。

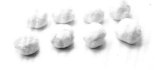

❶ 揉面和松弛面团

中筋面粉、清水、盐揉成面团后分8份，搓圆，盖保鲜膜松弛30分钟；油酥材料混合。

❷ 制作面饼

面团擀成椭圆形，刷油酥，撒椒盐，面皮上下向内折成3折，两端捏紧，再擀开成圆饼。

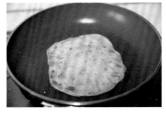

❸ 煎饼

平底锅烧热倒油，面饼铺到锅上，拉扯摊平，煎1分钟，面饼中间鼓起时翻面。

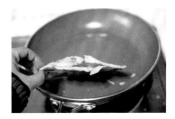

❹ 灌蛋液

将饼边缘戳破，鸡蛋打散后加葱花灌进面饼，拎起饼让蛋液流淌均匀，煎至两面金黄。

煎饼果子

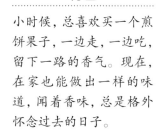

🍳 平底锅　⏱ 30分钟　🥄 2人份

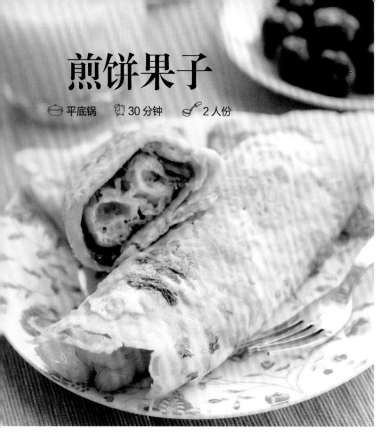

特色

小时候，总喜欢买一个煎饼果子，一边走，一边吃，留下一路的香气。现在，在家也能做出一样的味道，闻着香味，总是格外怀念过去的日子。

主料

中筋面粉	50克
玉米面	20克
油条	2根
鸡蛋	1个

辅料

清水	200毫升
甜面酱	适量
芝麻油	少许
萝卜丁	适量
香菜末	适量
葱花	适量
植物油	适量

佐粥

五谷杂粮粥
清新蔬菜粥

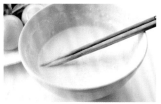

❶ 制作面糊

将玉米面、中筋面粉、清水混合搅拌成面糊。

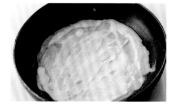

❷ 制作面饼

锅里涂薄薄一层油，舀两勺面糊，转动锅摊平或者借助勺子的底部将面糊摊平。

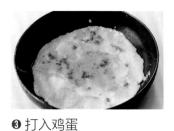

❸ 打入鸡蛋

中小火煎，面糊定形后，打入一个鸡蛋，用勺子抹开蛋液，撒葱花，淋适量芝麻油。

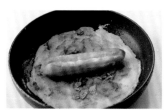

❹ 加食材

将面皮翻面，抹上甜面酱，关火，撒上香菜末、萝卜丁，放上油条卷起即可。

养生 tips

煎饼果子作为早餐，和粥搭配，补充能量，一天活力满满；鸡蛋中的卵磷脂还能提高记忆力。

112

妈妈们如果不知道给孩子做什么早饭营养又美味，那就试试做糍粑吧，脆脆的口感一定很受孩子的喜爱。由于糍粑黏性大，可能造成消化不良，妈妈们切记给孩子少量食用。

主料

糯米	500克

辅料

清水	适量
小葱	适量
姜末	适量
盐	适量
植物油	适量

佐粥

五谷杂粮粥
清新蔬菜粥

养生 tips

糯米能补中益气、健脾暖胃，偶尔食用适量的糯米，对身体有温补作用。

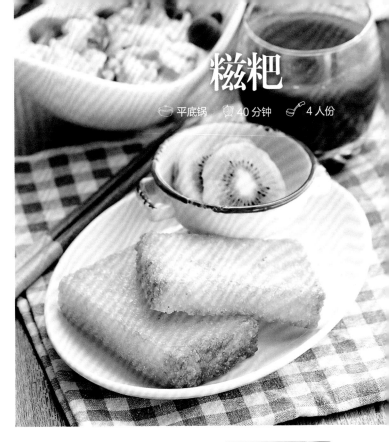

糍粑

🍳 平底锅　⏲ 40分钟　🥄 4人份

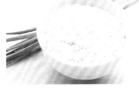

❶ 煮饭

小葱洗净，切葱花；糯米洗净，浸泡一夜，沥干水分；糯米加清水放电饭锅内，煮成糯米饭。

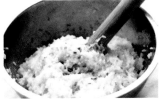

❷ 捶打米饭

糯米饭里加盐、葱花、姜末拌匀，用擀面杖捶打至黏合在一起但保有米粒状。

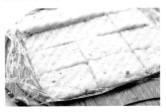

❸ 压实切块

双手抹适量油，将糯米压实摊平在平坦的容器内，放凉后切块。

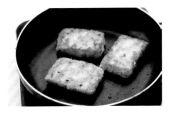

❹ 煎糍粑

平底锅倒油烧热，放入做好的糍粑，煎至两面金黄，或者油炸至金黄色即可。

土豆丝饼

平底锅　　30分钟　　2人份

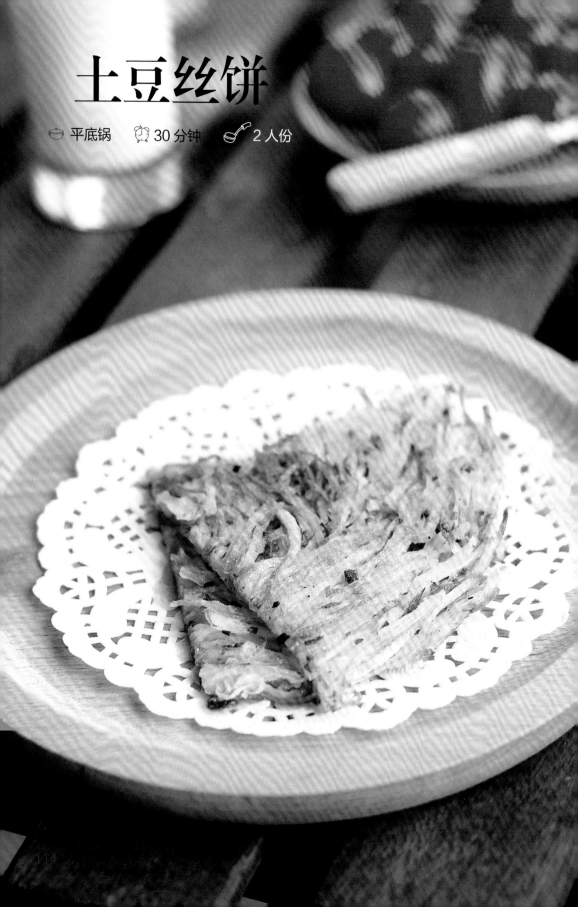

特色

对于爱吃土豆的人来说，换着花样，不管怎么做都能感到一阵惊喜。

主料

土豆	2个

辅料

黑胡椒粉	少许
小葱	适量
盐	少许
植物油	适量

佐粥

五谷杂粮粥
清新蔬菜粥

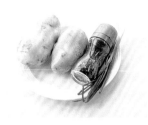

❶ 处理食材

准备好食材。土豆洗净，去皮；小葱洗净；黑胡椒粉备用。

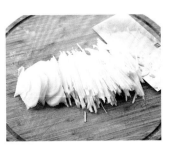

❷ 切土豆丝

将土豆切成粗细均匀的土豆丝。

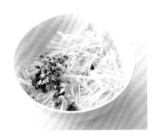

❸ 腌土豆丝

将切好的土豆丝放入一个大碗中，加少许盐、黑胡椒粉和切碎的葱花，抓拌均匀。

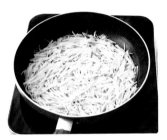

❹ 下锅

平底锅倒油烧热，将土豆丝均匀地铺在锅底。

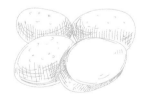

❺ 煎饼

一面煎好后翻面，小火煎至两面金黄色即可。

 养生 tips

除了富含碳水化合物、能够增强饱腹感外，土豆还富含维生素，且易于消化吸收。

韭菜盒子

平底锅　　1小时　　2人份

特色

这是一道常见的佐粥点心，饱腹感强。虽说多吃会腻，但浅尝辄止更能体会其中滋味。

主料

中筋面粉	250克
韭菜	1把
鸡蛋	3个

辅料

清水	130毫升
虾皮	少许
芝麻油	少许
植物油	适量
盐	少许

佐粥

五谷杂粮粥
滋补肉蛋粥

养生 tips

韭菜含有丰富的膳食纤维，能促进肠胃蠕动，有助于改善便秘。

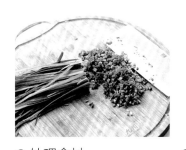

❶ 处理食材
韭菜洗净后控干水分，切碎备用。

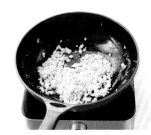

❷ 炒蛋液
炒锅里倒油烧热，倒入打散的蛋液，快速搅散炒成蛋碎，盛出备用。

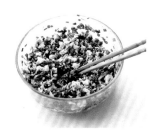

❸ 制作馅料
将韭菜碎、鸡蛋碎、洗净的虾皮混合，加少许盐、芝麻油调味，拌匀成韭菜鸡蛋馅。

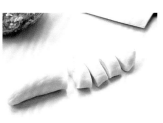

❹ 制作面皮
中筋面粉里加清水，揉成光滑的面团，盖保鲜膜放置30分钟，再分成小剂子。

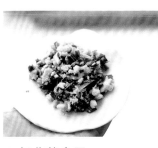

❺ 包韭菜盒子
将小剂子擀成圆形面皮，取适量馅料放在面皮上，捏紧收口。

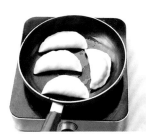

❻ 烙韭菜盒子
平底锅倒油，放入韭菜盒子，盖上锅盖，小火烙至两面金黄色即可。

香菇青菜包

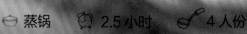

🥘 蒸锅　⏲ 2.5小时　🥄 4人份

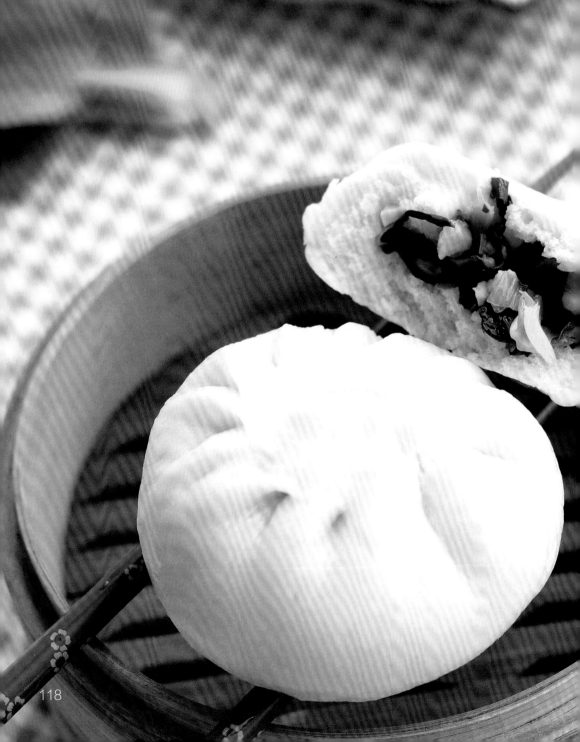

食材简单，都是大多数早餐族的心头挚爱。香菇与青菜融合在又软又香的面皮中，每一口都让人感觉很满足。

主料

中筋面粉	250克
青菜	1把
鲜香菇	5朵

辅料

即发干酵母	3克
温水	135毫升
白糖	6克
盐	少许
植物油	适量
芝麻油	少许
白胡椒粉	少许

佐粥

五谷杂粮粥
滋补肉蛋粥

养生 tips

青菜富含维生素和膳食纤维，有一定的预防便秘的作用，经常上火的人可以常吃。

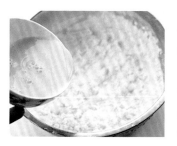

❶ 制作面团

将中筋面粉和白糖（5克）放入盆中拌匀，酵母用30℃左右温水溶化拌匀，倒入面盆，搅拌均匀后揉成光滑面团。

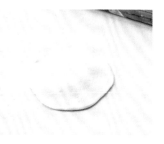

❷ 制作面皮

盖保鲜膜发酵至原来的2倍大后，取出面团揉匀，切成大小相等的8个剂子，按扁后擀成面皮。

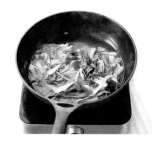

❸ 焯烫青菜

锅内加水加油，焯烫青菜，捞出后过凉水，沥干水分。

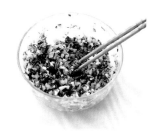

❹ 制作馅料

将青菜和香菇切碎，混合均匀，加入植物油、芝麻油、盐、白糖（1克）、白胡椒粉拌匀。

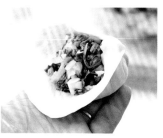

❺ 包包子

面皮上放香菇青菜馅，用手指捏住面皮打褶，边捏合边收口。

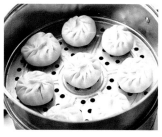

❻ 蒸包子

蒸锅中倒入冷水，将包子坯放入刷了油的蒸笼上，醒20分钟后，开大火，上汽后再蒸8分钟，关火静置5分钟后取出即可。

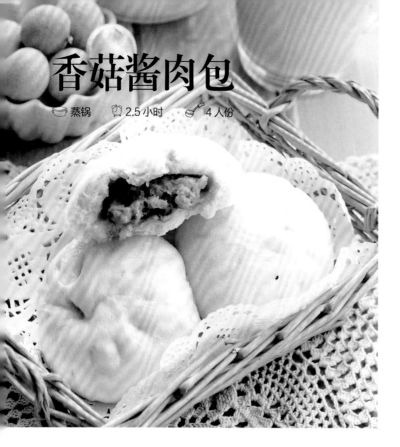

香菇酱肉包

🍲 蒸锅　⏱ 2.5小时　🥄 4人份

特色

外观娇俏可人的香菇酱肉包，肉够鲜香，面衣弹性足、湿度正好，让人大快朵颐。

主料

中筋面粉	250克
猪肉末	150克
干香菇	6朵

辅料

温水	135毫升
即发干酵母	3克
料酒	适量
老抽	适量
清水	适量
甜面酱	适量
生抽	适量
葱花	适量
姜末	适量

佐粥

五谷杂粮粥
清新蔬菜粥

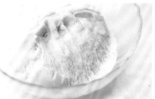

❶ 制作面团

即发干酵母用温水溶解后加入面粉中，揉成光滑面团，放温暖湿润处发酵至原来的2倍大。

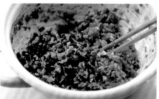

❷ 制作馅料

猪肉末加甜面酱、生抽、老抽、料酒和清水，搅打至上劲，加葱花、姜末、泡发香菇碎拌匀。

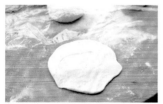

❸ 制作面皮

取发酵好的面团再次揉匀，分成8个剂子，擀成面皮。

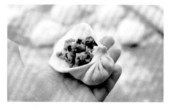

❹ 包包子和蒸制

面皮上放肉馅，捏紧收口，放入蒸锅，盖锅盖醒发30分钟，大火上汽转中火蒸15分钟，关火后再闷3分钟。

养生 tips

香菇中含有丰富的多糖类物质，可以提高人体的免疫力。

特色

非常家常的一款饼，无须特别称量，也无须发酵等步骤，简单快速就可做成，却轻而易举地俘获了心和胃。

主料

豆腐	150克
猪肉末	50克
玉米粒	30克
鸡蛋	1个
鲜香菇	2朵

辅料

盐	少许
小葱	适量
植物油	适量

佐粥

五谷杂粮粥
清新蔬菜粥

养生
tips

香菇含有多种氨基酸，豆腐富含蛋白质和钙，经常吃这两种食材，有一定的益智健体的功效。

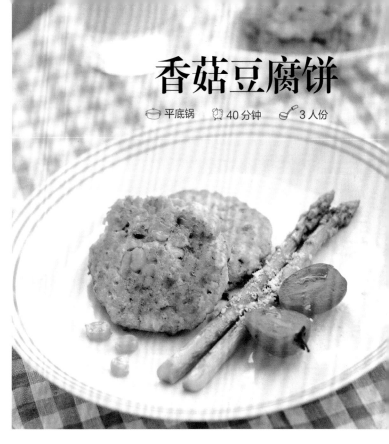

香菇豆腐饼

🍲 平底锅　　⏱ 40分钟　　🥄 3人份

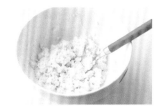

❶ 处理食材

将豆腐洗净后放入大碗中，用勺子按压成豆腐泥；香菇洗净，切碎；小葱洗净，切末。

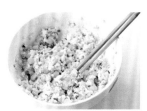

❷ 做馅料

猪肉末、香菇碎、玉米粒、鸡蛋、葱末、盐，与豆腐泥拌匀后备用。

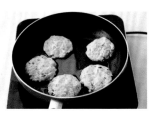

❸ 制作豆腐饼

取适量馅料捏圆，在两手间拍打几下，做成饼状，重复步骤，可做4~6个。

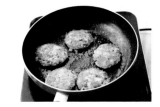

❹ 煎饼

平底锅放油烧热，将做好的豆腐饼坯放入锅中煎熟即可。

鲜肉白菜锅贴

🍲 平底锅　⏰ 40分钟　🥄 2人份

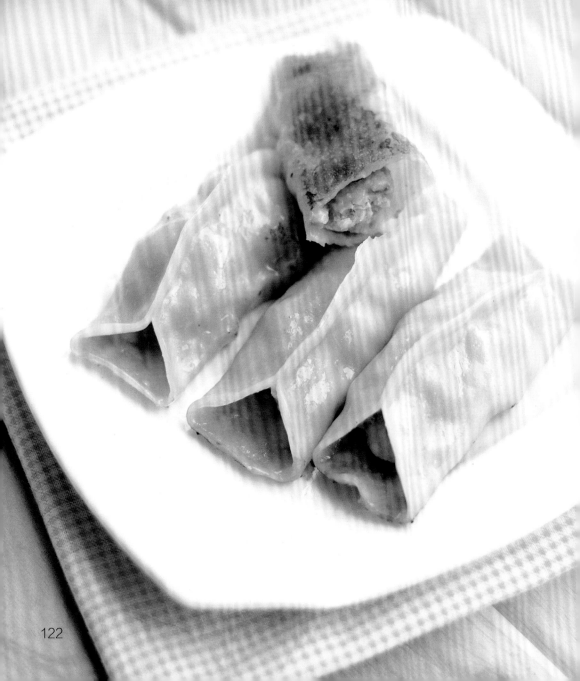

特色

锅贴讲究皮弹馅鲜，每一口，都仿佛食材在舌尖翩翩起舞，回味悠长。

主料

猪肉末	200克
白菜	1/2棵
饺子皮	20张

辅料

葱末	适量
姜末	适量
盐	少许
蚝油	适量
芝麻油	适量
生抽	适量
五香粉	少许
清水	适量
植物油	适量

佐粥

清新蔬菜粥
滋补肉蛋粥

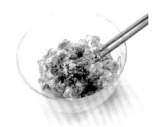 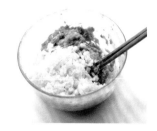

❶ 处理食材

将白菜洗净切末，加盐搅拌；猪肉末中加入葱末、姜末、盐、蚝油、生抽、五香粉后搅拌均匀。

❷ 制作馅料

腌好的白菜用纱布挤掉水分后，加入芝麻油，与肉馅混合均匀。

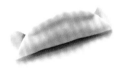 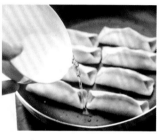

❸ 包锅贴

取饺子皮放入馅料，捏紧中间的面皮，两端露口（可以捏紧，也可以不捏）。

❹ 下锅

平底锅中倒入植物油，码好锅贴，开小火煎1分钟后，加入没过锅贴1/2处的清水。

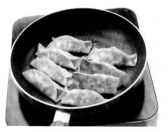

❺ 煎锅贴

大火烧开后盖锅盖，转中小火煎至水分收干即可。

养生 tips

猪肉具有补中益气、滋养脾胃的作用，其富含的铁有助于改善贫血。

韭菜锅贴

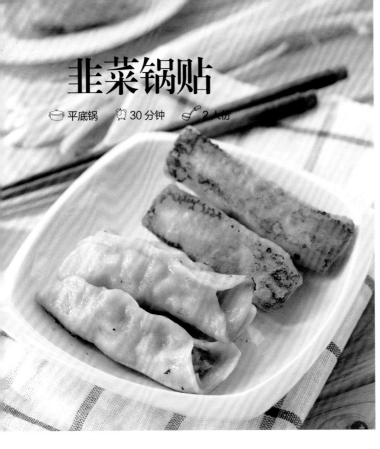

🍳 平底锅　⏲ 30分钟　🥄 2人份

特色

对我来说，一份刚出锅、热气腾腾的锅贴意味着家的温暖。千万别小看这薄薄的锅贴皮，里面包的全是满满的爱。

主料

饺子皮	20~25张
韭菜	1把
猪肉末	200克

辅料

生抽	适量
蚝油	适量
植物油	适量
料酒	适量
葱末	适量
姜末	适量
芝麻油	适量
熟白芝麻	适量
清水	适量

佐粥

五谷杂粮粥
滋补肉蛋粥

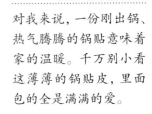

养生 tips

韭菜独特的辛辣气味，有助于增进食欲。韭菜富含膳食纤维，适量食用有助于提高身体代谢力。

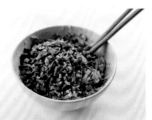

❶ 处理食材

韭菜洗净，切碎；猪肉末加清水，打至上劲；加入葱末、姜末、生抽、蚝油、料酒、芝麻油与韭菜碎，搅拌均匀。

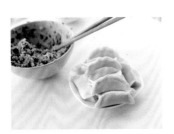

❷ 包锅贴

取一张饺子皮，铺上韭菜肉馅，对折后将饺子皮中部捏紧，可放入冰箱冷冻，即吃即取。

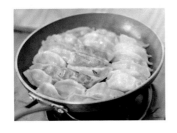

❸ 煎锅贴

取平底锅倒植物油，将包好的锅贴码整齐，煎约1分钟后倒入半碗清水，盖上锅盖继续煎至水分蒸发，出锅前可撒上熟白芝麻。

豆渣饼就着粥吃，是顶好的美味，清晨来上一份这样的早餐，心情都明朗了。

香煎豆渣饼

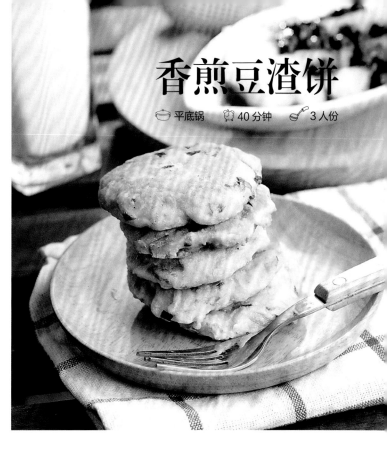

🍳 平底锅　⏱ 40分钟　🥄 3人份

主料

豆渣	150克
中筋面粉	250克
鸡蛋	1个
青菜	1小把

辅料

植物油	适量
白胡椒粉	适量
盐	适量

佐粥

五谷杂粮粥
清新蔬菜粥

养生 tips

豆渣富含膳食纤维，有益于预防便秘，强健骨骼。

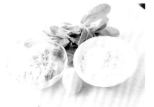

❶ 处理食材

青菜、鸡蛋洗净；准备好豆渣和中筋面粉，放在大碗里备用。

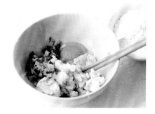

❷ 混合食材

青菜焯烫后挤干水分，切碎末；豆渣里加入鸡蛋、青菜碎、盐、白胡椒粉拌匀。

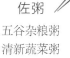

❸ 制作面团

加入面粉，拌成柔软的面团，手上蘸适量清水，取适量面团做成圆饼状。

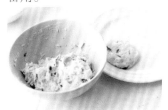

❹ 煎面饼

平底锅里倒油烧至七成热，放入做好的豆渣饼，小火煎至两面金黄色即可。

蓑衣黄瓜

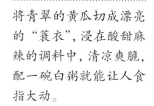

🍳 炒锅　　⏲ 15分钟　　🥄 3人份

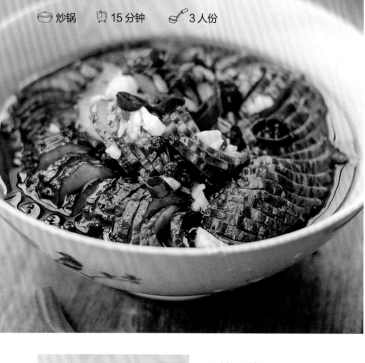

特色

将青翠的黄瓜切成漂亮的"蓑衣"，浸在酸甜麻辣的调料中，清凉爽脆，配一碗白粥就能让人食指大动。

主料

黄瓜	1根

辅料

大蒜	2瓣
干红辣椒	3个
花椒粒	少许
盐	少许
白糖	少许
醋	适量
生抽	适量
植物油	适量

佐粥

滋补肉蛋粥
至味海鲜粥

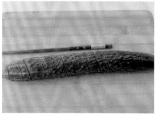

❶ 处理黄瓜

黄瓜洗净去头，两侧各放1根筷子夹住黄瓜，刀刃与筷子呈45度角斜着下刀，切到筷子处即停，撒盐腌半小时。

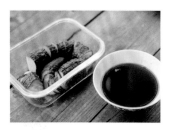

❷ 制作调味汁

大蒜切成蒜蓉，将生抽、醋、盐、白糖、纯净水（1勺）调兑好，将调好的调味汁均匀地浇到黄瓜上。

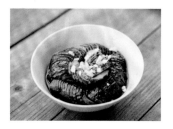

❸ 浇油

花椒粒、干红辣椒加适量植物油放在锅中，烧热炸出香味；将花椒油浇在黄瓜上，用花椒粒和干红辣椒点缀即可。

养生
tips

黄瓜清脆爽口，夏季食用黄瓜，能清热止渴、利水消肿、降火。

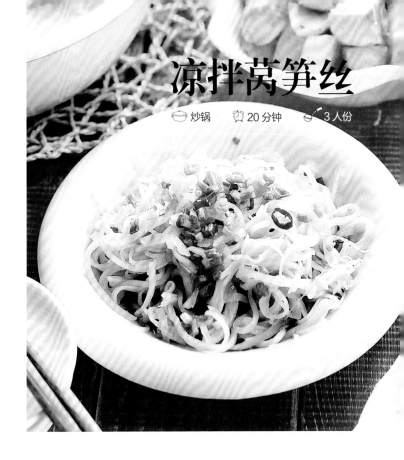

🍲 炒锅　⏲ 20分钟　🥢 3人份

特色

凉拌莴笋丝虽然简单，却非常受欢迎，它不仅口感爽脆，而且绿油油的，给普通的餐桌增添了几分生气。

主料

莴笋	1根

辅料

盐	少许
白糖	少许
芝麻油	适量
植物油	适量
葱花	适量
红椒碎	适量
熟黑芝麻	适量

佐粥

滋补肉蛋粥
至味海鲜粥

养生 tips

莴笋富含膳食纤维，且热量低，有便秘情况或者想要减脂的人可经常食用。

❶ 处理莴笋

莴笋洗净，把莴笋老的根部切掉，再削去外皮。

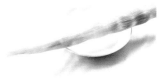

❷ 切丝盐腌

将莴笋切成细丝，撒盐拌匀，腌15分钟，沥去腌出来的水分。

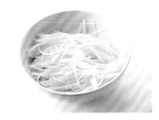

❸ 拌莴笋丝

加白糖拌匀，撒葱花、熟黑芝麻，淋上混合烧至七成热的芝麻油和植物油，拌匀，装盘时用红椒碎点缀即可。

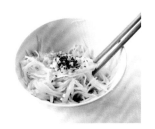

杏鲍菇肉酱

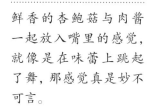

🍲 炒锅　　⏱ 25分钟　　🍴 3人份

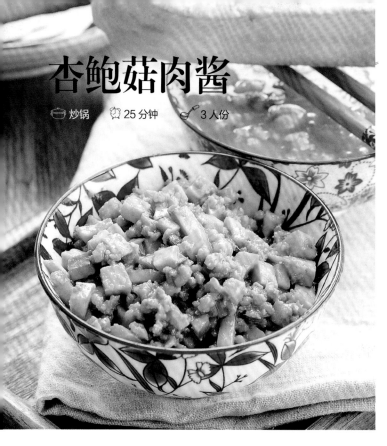

特色

鲜香的杏鲍菇与肉酱一起放入嘴里的感觉，就像是在味蕾上跳起了舞，那感觉真是妙不可言。

主料

杏鲍菇	3朵
猪肉末	200克

辅料

甜面酱	适量
生抽	适量
植物油	适量
料酒	少许
姜丝	适量
清水	少许

佐粥

清新蔬菜粥
滋补肉蛋粥

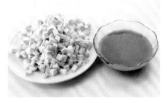

❶ 处理食材

杏鲍菇洗净，切成小丁；甜面酱、生抽加清水，调匀成酱汁。

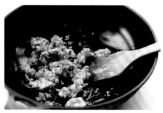

❷ 炒猪肉末

炒锅倒植物油烧热，加姜丝爆香，放入猪肉末，淋适量料酒煸炒。

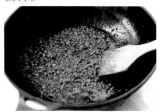

❸ 加酱油

炒至猪肉末变色，倒入调好的酱汁，翻炒均匀后略煮2分钟。

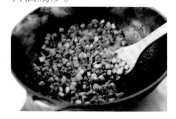

❹ 炒杏鲍菇

加入杏鲍菇丁翻炒，炒至杏鲍菇变软断生即可。

养生 tips

杏鲍菇富含蛋白质和多种维生素，具有降血脂、润肠胃等功效。猪肉富含蛋白质、铁等营养元素，可增强体质、预防贫血。

豆豉鲮鱼莜麦菜

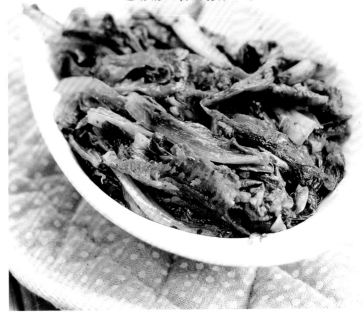

炒锅 ⏱20分钟 🥄3人份

主料

莜麦菜	300克
豆豉鲮鱼罐头	1罐

辅料

植物油	适量
蒜蓉	适量
白糖	适量

佐粥

清新蔬菜粥
滋补肉蛋粥

养生
tips

莜麦菜有清肝利胆和养胃的功效,还能降低胆固醇。

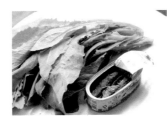

❶ 处理食材

莜麦菜洗净沥干水分;豆豉鲮鱼罐头打开备用。

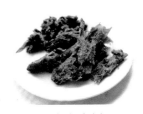

❷ 处理罐头内食材

将鲮鱼肉撕成小块,取出罐头里的豆豉,装入盘中备用。

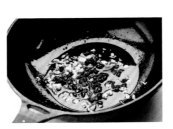

❸ 热油锅

炒锅里倒油烧热,放入蒜蓉和豆豉炒香。

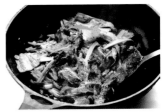

❹ 炒食材

放莜麦菜炒至稍软,再放入鲮鱼翻炒,至莜麦菜断生,加适量白糖调味即可。

三丝春卷

🍲 平底锅　⏰ 40分钟　🥄 3人份

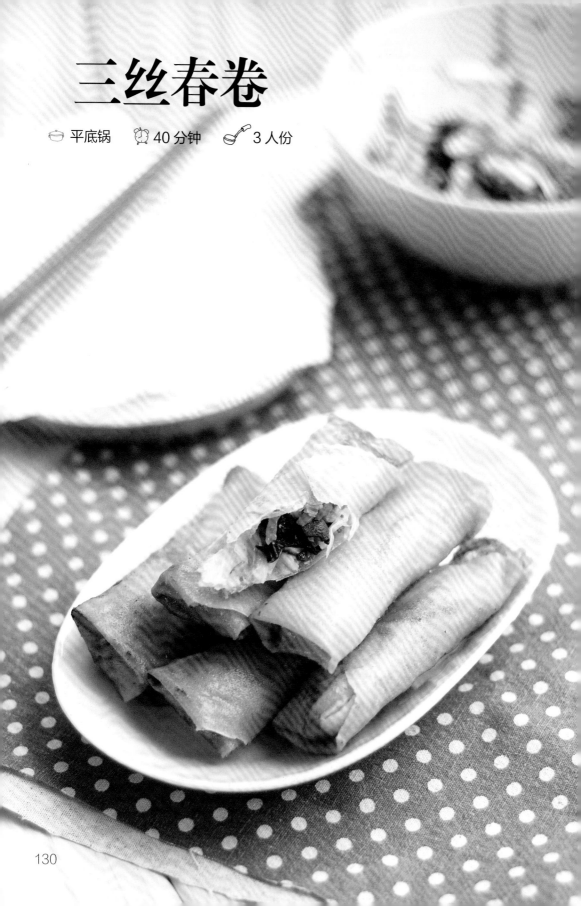

外皮酥脆，里料丰富，口感层次比较鲜明。即使不在节日里，我家的餐桌上也常见春卷这道小食，孩子总念念不忘它的好味道。

主料

春卷皮	适量
猪里脊肉	150克
胡萝卜	1/2根
干黑木耳	5朵
韭黄	1小把

辅料

料酒	少许
生抽	少许
干淀粉	少许
白糖	少许
盐	少许
植物油	适量
面粉	适量
清水	少许

佐粥
五谷杂粮粥
清新蔬菜粥

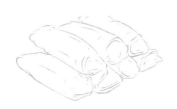

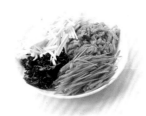

❶ 处理食材
将猪里脊肉切丝，黑木耳泡发后切丝，韭黄切段，胡萝卜切丝。

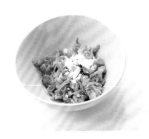

❷ 腌猪肉丝
猪里脊肉丝中加少许植物油、料酒、生抽、干淀粉，拌匀腌15分钟。

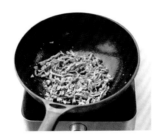

❸ 炒猪肉丝
油锅烧热，放入猪里脊肉丝煸炒至变色，盛出备用。

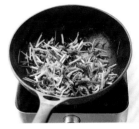

❹ 制作馅料
锅内留底油，放入胡萝卜丝翻炒至变软，再放入黑木耳和猪肉丝，加白糖和盐，最后放入韭黄，翻炒均匀后盛出。

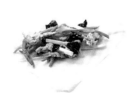

❺ 制作春卷
取一张春卷皮，放上馅料，从一端卷起，抹一点面粉和水调成的面糊，两端包起，用面糊收口。

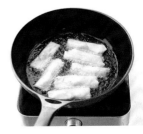

❻ 炸春卷
锅内倒油烧至七成热，把春卷放入，中火炸至表皮金黄即可。

酸甜樱桃萝卜

 玻璃碗　　🕐 40分钟　　🥄 3人份

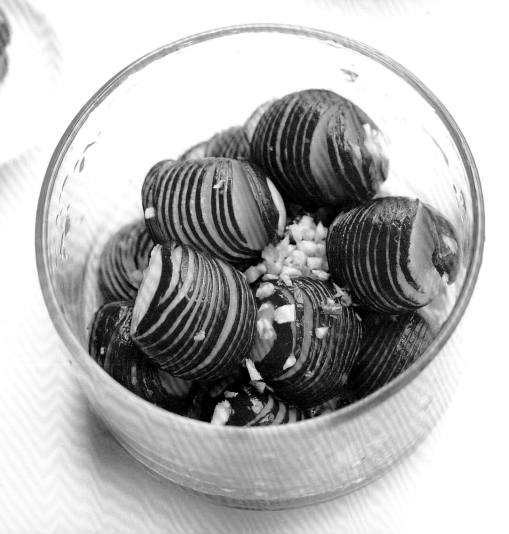

特色

酸甜口味的小菜，总能俘获食客的心，樱桃萝卜，模样和滋味皆佳。

主料

樱桃萝卜　300克

辅料

大蒜	3瓣
葱花	少许
醋	适量
盐	少许
白糖	少许
芝麻油	少许

佐粥

滋补肉蛋粥
至味海鲜粥

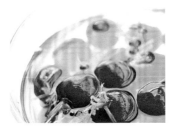

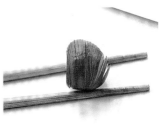

❶ 洗净萝卜
樱桃萝卜放在淡盐水中浸泡30分钟，冲洗干净。

❷ 切萝卜
将头尾两端切去，再取两根筷子垫在萝卜两侧，用刀切成蓑衣片，薄片不要切断。

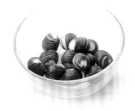

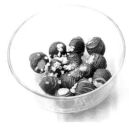

❸ 腌萝卜
把切好的樱桃萝卜放入大碗里，加入一点点盐腌30分钟以上。

❹ 调味
大蒜切成蒜蓉后加入碗中，再加入白糖、醋和纯净水（2勺），搅拌均匀。

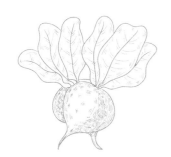

养生
tips

❺ 淋芝麻油
食用前撒少许葱花、淋上加热后的芝麻油即可。

樱桃萝卜具有健胃消食、增进食欲的功效，适合消化不良的人食用。

白灼芥蓝

🍳 炒锅　⏱ 20分钟　🥄 4人份

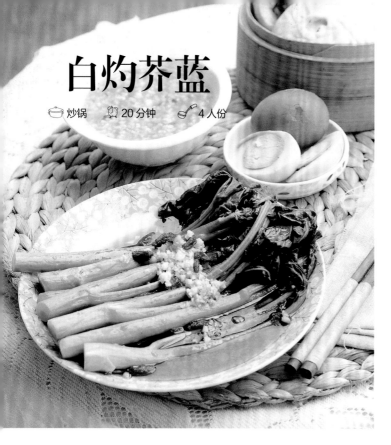

特色

"白灼"二字意味着保留了芥蓝大部分的营养，配上美味的蘸料，夏季喝粥选择它作为小菜，再合适不过。

主料	
芥蓝	250克

辅料	
泡发枸杞子	10粒
酱油	适量
白糖	少许
清水	适量
植物油	适量
盐	适量
蒜蓉	适量
姜丝	适量

佐粥

滋补肉蛋粥
至味海鲜粥

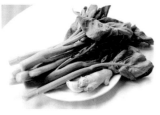

❶ 处理食材

准备好食材。芥蓝洗净备用；将酱油、白糖、清水和姜丝混合成调味汁。

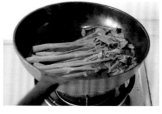

❷ 焯烫芥蓝

洗净的芥蓝放到加盐和适量植物油的沸水里烫熟，捞出过一下凉开水，沥干水分。

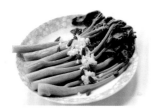

❸ 摆盘

将焯烫好的芥蓝摆放在盘中，铺上蒜蓉、泡发枸杞子。

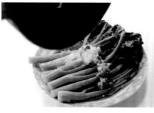

❹ 调味

调味汁烧开后浇在芥蓝上，再将热油浇在蒜蓉上即可。

养生 tips

芥蓝带有一定的苦味，能刺激人的味觉、增进食欲，芥蓝含有丰富的膳食纤维，可加快胃肠蠕动，有助于消化。

特色

炎炎夏日，做一盘盐水
豌豆，大人拿它下酒，
小孩拿它下饭，不仅有
滋有味，看着也清清爽
爽，一甩夏日烦闷。

主料

带壳豌豆 1000 克

辅料

八角	2个
葱段	适量
姜丝	适量
盐	适量

佐粥

滋补肉蛋粥
至味海鲜粥

养生 tips

豌豆可辅助改善脾
胃虚弱、脾胃不和及
呕吐、腹泻等情况。
产后母乳不足也可
适量食用。烹饪时
要将其煮至熟透。

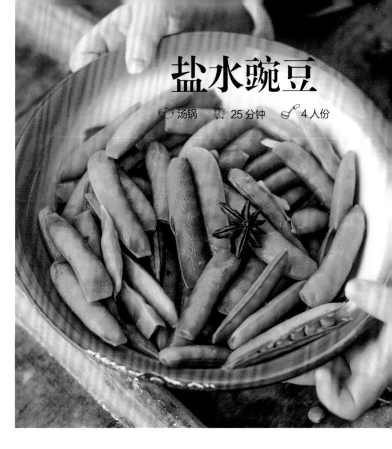

盐水豌豆

🍲 汤锅   ⏱ 25分钟   🥄 4人份

❶ 浸泡豌豆
将豌豆放在淡盐水中浸
泡10分钟后，冲洗干净，
稍稍剪去两头。

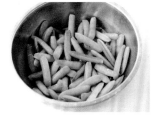

❷ 加调料
放入锅中，加入刚好能没
过豌豆的凉水，放入葱段、
姜丝、八角和盐。

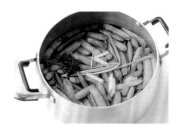

❸ 煮熟豌豆
大火煮开后，转中小火煮
约5分钟至熟即可。

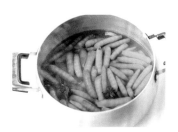